干庸 著

现代著名
老中医名著
重刊丛书

第二辑

现代著名老中医名著重刊丛书

读古医书随笔

人民卫生出版社

图书在版编目（CIP）数据

读古医书随笔/李今庸著. —北京：人民卫生出版社，
2006. 1
（现代著名老中医名著重刊丛书　第二辑）
ISBN 978-7-117-07200-7

Ⅰ. 读… 　Ⅱ. 李… 　Ⅲ. 中国医药学 – 文集
Ⅳ. R2 – 53

中国版本图书馆 CIP 数据核字（2005）第 128211 号

门户网：www. pmph. com	出版物查询、网上书店
卫人网：www. ipmph. com	护士、医师、药师、中医
	师、卫生资格考试培训

现代著名老中医名著重刊丛书

第 二 辑

读 古 医 书 随 笔

著　　者：李今庸
出版发行：人民卫生出版社（中继线 010-59780011）
地　　址：北京市朝阳区潘家园南里 19 号
邮　　编：100021
E - mail：pmph @ pmph. com
购书热线：010-59787592　010-59787584　010-65264830
印　　刷：北京铭成印刷有限公司
经　　销：新华书店
开　　本：850×1168　1/32　印张：6. 25
字　　数：133 千字
版　　次：2006 年 1 月第 1 版　2023 年 12 月第 1 版第 7 次印刷
标准书号：ISBN 978-7-117-07200-7/R·7201
定　　价：13. 00 元
打击盗版举报电话：010-59787491　E-mail：WQ @ pmph. com
（凡属印装质量问题请与本社市场营销中心联系退换）

出 版 说 明

　　自 20 世纪 60 年代开始，我社先后组织出版了一批著名老中医经验整理著作，包括医论医话等。半个世纪过去了，这批著作对我国近代中医学术的发展产生了积极的推动作用，整理出版著名老中医经验的重大意义正在日益彰显，这些著名老中医在我国近代中医发展史上占有重要地位。他们当中的代表如秦伯未、施今墨、蒲辅周等著名医家，既熟通旧学，又勤修新知；既提倡继承传统中医，又不排斥西医诊疗技术的应用，在中医学发展过程中起到了承前启后的作用。这批著作均成于他们的垂暮之年，有的甚至撰写于病榻之前，无论是亲自撰述，还是口传身授，或是其弟子整理，都集中反映了他们毕生所学和临床经验之精华，诸位名老中医不吝秘术、广求传播，所秉承的正是力求为民除瘼的一片赤诚之心。诸位先贤治学严谨，厚积薄发，所述医案，辨证明晰，治必效验，不仅具有很强的临床实用性，其中也不乏具有创造性的建树；医话著作则娓娓道来，深入浅出，是学习中医的难得佳作，为近世不可多得的传世之作。

　　由于原版书出版的时间已久，已很难见到，部分著作甚至已成为学习中医者的收藏珍品，为促进中医临床和中医学术水平的提高，我社决定将一批名医名著编为

《现代著名老中医名著重刊丛书》分批出版，以飨读者。

第一辑收录 13 种名著：

《中医临证备要》　　　　　　《施今墨临床经验集》

《蒲辅周医案》　　　　　　　《蒲辅周医疗经验》

《岳美中论医集》　　　　　　《岳美中医案集》

《郭士魁临床经验选集——杂病证治》

《钱伯煊妇科医案》　　　　　《朱小南妇科经验选》

《赵心波儿科临床经验选编》《赵锡武医疗经验》

《朱仁康临床经验集——皮肤外科》

《张赞臣临床经验选编》

第二辑收录 14 种名著：

《中医入门》　　　　　　　　《章太炎医论》

《冉雪峰医案》　　　　　　　《菊人医话》

《赵炳南临床经验集》　　　　《刘奉五妇科经验》

《关幼波临床经验选》　　　　《女科证治》

《从病例谈辨证论治》　　　　《读古医书随笔》

《金寿山医论选集》　　　　　《刘寿山正骨经验》

《韦文贵眼科临床经验选》

《陆瘦燕针灸论著医案选》

这批名著原于 20 世纪 60 年代前后至 80 年代初在我社出版，自发行以来一直受到读者的广泛欢迎，其中多数品种的发行量都达到了数十万册，在中医界产生了很大的影响，对提高中医临床水平和中医事业的发展起到了极大的推动作用。

为使读者能够原汁原味地阅读名老中医原著，我们在重刊时采取尽可能保持原书原貌的原则，主要修改了原著中疏漏的少量印制错误，规范了文字用法和体例层次，在版式上则按照现在读者的阅读习惯予以编排。此外，为不影响原书内容的准确性，避免因换算造成的人为错误，部分旧制的药名、病名、医学术语、计量单位、现已淘汰的检测项目与方法等均未改动，保留了原貌。对于犀角、虎骨等现已禁止使用的药品，本次重刊也未予改动，希冀读者在临证时使用相应的代用品。

人民卫生出版社
2005 年 10 月

人民卫生出版社
2005 年 10 月

序 言

中医学,是我国古代劳动人民在长期与疾病作斗争中逐渐创造出来的,是数千年医疗实践经验的总结。它包含着我国劳动人民长期与疾病作斗争的丰富经验和理论知识。早在两千年前的战国时代,它已形成了比较系统和比较完整的独特的医学理论体系。内容丰富多采,思想方法正确,具有着东方医学的特点,且在几千年的医疗实践中得到了长期检验和不断发展。它实较世界各民族医学为优。在埃及古医学、印度古医学均早已灭绝的今天,它仍然屹立在世界的东方,在我国能够历数千年而未绝,这绝不是偶然的。

中医学术在长期发展过程中,不仅在历史上对我们这个伟大的中华民族的繁衍昌盛起过保证作用,直到现在仍然是我国广大人民群众赖以维护健康、增进年寿的重要保障,而且对世界人民的健康事业也作出过应有的贡献,并还将继续作出更大的贡献!

然而,遗憾的是,它的宝贵内容,特别是它的理论和思想方法,因受历史条件的限制,一直被一些人所不理解,长期处于不被重视的地位,在人类的保健事业上没有很好发挥它的应有作用。近些年来,由于现代自然科学的飞速发展,中医学术的科学内容,将逐渐被现代科学所阐明，有不少在西医学里尚无很好办法治疗的疾病被治愈，从而引起了我国多个学科的一些现代科学家的研究兴趣，也越来越被国外医学科学家所注重。现在我们必须在辩证唯物主义和历史唯物主义的思想指导下，对中医学术进行认真继承，积极整理，努力发扬，以使其在祖国四个现代化的建设中发挥更大的作用。

根据我国医学发展的历史特点，继承、整理、发扬中医学术，必须对中医典籍进行研究。然中医典籍十分丰富，涉及的时代上下几千年。我们知道，世界上一切事物都不是静止的、不变的，而是在不断变化、不断发展的，这就规定了一定历史时期里的文化艺术（包括语言文字），就有一定历史时期的特点。因而要求我们研究任何一部中医典籍、或研究任何一部中医典籍里的任何某一方面内容时，都应当把它放在特定的历史时代里去认识，在唯物辩证法的思想指导下，以中医学知识为基础，运用训诂学和校勘学的知识和方法进行探讨。

汉、唐以前成书的中医古典著作，因其写作时间较早，年代久远，文字义训多演变，且其内容又多讹误脱简，以致人们难以卒读，幸有一些古代医学家对其中部分著作作过注释。但这些注释却以明、清之时者为多，而我国自宋代以来，不少学者都受到理学思想的影响，"讥训诂之学，轻语言文字"，没有考据学知识，治学态度欠严谨，立说著书多不受证据的约束，这在注释古典著作上就无法避免"想当然"之处，学术上实难做到实事求是，正确论述。清代乾、嘉年间出现的一个考据学派，在文字训诂上取得了卓越的成就，给研究中医古典著作带来了有利条件。然这个条件却长期以来没有被医学家们所利用，故直到今天，仍然有对中医古典著作随意解说者。中医古典著作一些内容的愈解愈纷，卒无一是，对发扬中医学术是有不利影响的。

我在长时间从事中医学术研究工作的过程中，深刻地体会到中医古典著作在中医学术里的重要地位；深刻地体会到在继承、整理、发扬中医学术的今天，研究中医古典著作的必要性；深刻地体会到在研究中医古典著作中运用考据学的知识和方法的实际意义。多年来，我在阅读中医古典著作时，每遇疑难处，则记录之，进而研究之，考证之，心中晰然则笔之以为文而系统阐述之，有可能时则发表以和全国学术界共同讨论之。拙文发表后，受到了多数同志的称赞。现在根据读者要求，将我在阅读中医古典著作过程中所写的各篇拙文，加以整理并略作修改，汇集成册，颜之曰《读古医书随笔》，付之剞劂，公诸同好。本书的刊行，我固然冀求它的内容能够对中医古典著作的研究起到一点裨益，然我尤其希望它能够在研究中医古典著作的方法上发挥一点参考作用。但是由于我读书太少，知识不广，医学水平有限，考据学方法掌握不够，这本书中一定存在有许多缺点和错误，敬祈广大读者提出宝贵意见，以便将来修改，是所至盼！

李今庸

1983 年元旦前夕

写于湖北中医学院

目　录

《黄帝内经》的成书年代和成书地点考 ················· 1

《黄帝内经》的学习方法 ················· 11

《黄帝内经》析疑三十三则 ················· 24

《素问》"运气七篇"成书年代考 ················· 93

《素问》"女子七七"、"男子八八"解 ················· 96

《灵枢》"脉行之逆顺"疏义 ················· 99

试论《黄帝素问直解》 ················· 107

《难经》成书年代考 ················· 112

《难经》析疑一则 ················· 117

论《金匮要略》一书的形成 ················· 120

《金匮要略》的学习方法 ················· 125

《金匮要略》析疑七则 ················· 134

《金匮要略》中"天雄散"考 ················· 153

"甘草粉蜜汤"方中之"粉"辨疑 ················· 156

论《金匮要略·消渴小便利淋病脉证并治

　　第十三》篇题 ················· 164

一点商榷 ················· 169

《伤寒论》句读一则 ················· 172

从我国古代对妊娠正常胎位的认识谈到祖国

　　医学的护养胎孕 ················· 174

马王堆汉墓出土帛画《导引图》中"肢积"

  —病考……………………………………… 180

"侍赢"疏 …………………………………… 184

读史小识…………………………………… 186

第
二
辑

《黄帝内经》的成书年代
和成书地点考

　　《黄帝内经》一书，一般学者认为它包括现在流传的《素问》和《灵枢》两部书在内。为了弄清祖国医学理论体系形成的背景，为了弄清我国古代医学史的发展情况，有必要对《黄帝内经》的成书年代及其成书地点加以稽考。以前，人们总是说《黄帝内经》的成书，不是出于一人一时之手。这种笼统的说法，是没有多大实际意义的。

　　诚然，现存《黄帝内经》的内容，不是一个时期的产物，如《灵枢·阴阳系日月》、《素问·脉解》等就是西汉太初以后的作品，所谓《素问》"运气七篇"的《天元纪大论》、《五运行大论》、《六微旨大论》、《气交变大论》、《五常政大论》、《六元正纪大论》、《至真要大论》等就是东汉建武以后的作品，但在这些内容还未补上去以前，我认为《黄帝内经》已经是以一部《黄帝内经》的形式而存在，它一出世就具备了它的基本内容和基本形式，它并不是补充上去了这些内容才成书的，也不是各个不同时代的各个医学小册子被人一天把它合在一起成书的。因此，我们可以根据它的内容来考证它的成书年代和成书地点。

　　《黄帝内经》成书的确凿年代现在是无法考证的。

然我们从大量的古代文献中仍然可以找到一些线索查出它成书的大致时间来。

《黄帝内经》的成书年代大约在战国时期，成书地点可能在秦国。下面我们就来对这个问题加以探讨。

一、《黄帝内经》成书的时间上限

（一）《素问·著至教论》说："足以治群僚，不足至（治）侯王"，《素问·疏五过论》说："封君败伤，及欲侯王"。考"侯王"一词，亦见于《老子》第三十二章和第三十七章，当是战国期间诸侯王出现以后的事情。清代姚际恒《古今伪书考》说过："此书（指《素问》）有'失侯失王'之语，秦灭六国，汉诸侯王国除，始有失侯王者。"

（二）《素问·疏五过论》中论述了"脱营"和"失精"之证，记载了"封君败伤"，"暴乐暴苦，始乐后苦"，"故贵脱势"，"始富后贫"等，这是社会急剧变革的一种反映，当和上面"失侯王"之事紧密相联在一起。正因为"失侯王"，"封君败伤"，"故贵脱势"，一部分人在经济上就"始富"而"后贫"，因而导致情志上的"始乐"而"后苦"。由于政治地位和经济条件的急剧降落，情志久久怫郁不解，从而发生"脱营"、"失精"之证。"脱营"、"失精"之证被总结出来而反映在《黄帝内经》里，表明了当时不少人患此病证，从而反映了这是社会急剧变革的产物。

（三）《素问·上古天真论》记载当时的许多人都是"以酒为浆，以妄为常，醉以入房……务快其心，逆于生乐，起居无节"，以至其年"半百而衰"，发生身体早期衰老，甚或缩短寿命而早死。这正是社会变革时期没落阶级悲观失望以享乐自慰的一种思想反映，《史记·魏公子列传》所载：信陵君魏公子无忌"自知再以毁废，乃谢病不朝，与宾客为长夜饮，饮醇酒，多近妇人。日夜为乐饮者四岁，竟病酒而卒。"就是其例。

（四）《灵枢·九针十二原》说："余子万民，养百姓，而收其租税"。这里以一个国王的语气讲到"收其租税"，显然是新兴地主阶级取得政权在全国推行封建土地所有制以后才有的事。

（五）《黄帝内经》认为构成人体的基本物质是"精"，如《素问·金匮真言论》说："夫精者，身之本也"，《灵枢·经脉》说："人始生，先成精"，《灵枢·决气》说："两神相搏，合而成形，常先身生，是谓精"。在人的生命活动过程中，精气充足和畅流，则人就轻劲多力；精气消绝，则人就要失去生命活动而死亡。然古代"精气学说"是齐国稷下学宫的宋钘、尹文学派倡导的，它说："凡物之精，比（原作"此"，误，今改）则为生，下生五谷，上为列星……"（见《管子·内业》。据《十批判书》谓此篇乃宋、尹学派作品），提出了具有流动性质的细微物质的精气，是构成世界万物的根本要素。《中国历代哲学文选·先秦篇》认为"这一派的唯物主义学说，和当时医学的发展有着一定的联系"。

（六）《灵枢·玉版》记载：针"能杀生人不能起死者……余闻之则为不仁，然愿闻其道，弗行于人"。这里"不仁"一词的含义，和后面《灵枢·刺节真邪》中"卫气不行，则为不仁"、《素问·痹论》中"皮肤不营，故为不仁"的"肌肤不知寒热痛痒"的"不仁"一词是不同的。这是一种"仁术"思想的反映。这种所谓"仁术"思想，是战国时期孟轲倡导的。孟轲在《孟子·公孙丑上》说过："无恻隐之心，非人也……恻隐之心，仁之端也"，在《孟子·梁惠王上》说过："……是乃仁术也，见牛未见羊也。君子之于禽兽也，见其生不忍见其死，闻其声不忍食其肉，是以君子远庖厨也。"这表明《黄帝内经》受到过孟轲"仁术"思想的影响。

（七）阴阳学说和五行学说，是我国古代的朴素辩证法思想。它阐明着事物对立统一规律，阐明着事物的相互联系和不断运动。它是我国古代的两个不同的哲学派别，根据《史记》中"邹衍以阴阳主运显于诸侯"和"邹子之徒论著终始五德之运"的记载，说明齐国稷下学宫的邹衍才把二者合称。然在《黄帝内经》里，阴阳学说和五行学说普遍是被合用的，并且阴阳五行还和精气学说连在一起使用而合成一说了。

（八）《灵枢·邪气脏腑病形》说："邪气之中人也高"（原作"高也"，误，今据《太素·邪中》文改），《灵枢·官能》说："邪气之中人也洒淅动形，正邪之中人也微"，《灵枢·大惑论》说："卫气之留于阳也久"等等，为战国后期的文句，观《墨子研究论文集·墨子要略·墨辩》所载"《经说》上下篇，墨子后学所作。……作者时代，以篇中文字学说考之，似在墨子后百有余年。……《经说》下篇'下者之人也高，高者之人也下'句，为'之'字倒装句，与《大取篇》'指之人也与首之人也异'句法同"，而《大取》一篇……若以其论辩入微言之，或在《经说》作者之后也。"等文。

可以借证。

上述第一、二、三、四等点，说明了《黄帝内经》的成书，正当我国古代社会发生急剧变革，且新兴地主阶级掌握了政权在其国内全面推行封建土地所有制的时候。考我国古代奴隶制发生全面崩溃，新兴的封建制蓬勃兴起的时候，正是我国历史上的战国时代，说明了《黄帝内经》之书是在战国时代写成的。

战国时代的上限没有固定的标准，我们现在姑以公元前476年（春秋时代的结束）为起点，下迄秦始皇统一六国（公元前221年）止，共计255年。如果我们机械地按年数分为前、中、后三期，则每期为85年。《黄帝内经》成书于战国时代的那一期，上述第五点谈到《黄帝内经》与宋、尹学派的关系，第六点谈到《黄帝内经》与孟轲"仁术思想"的关系，第七点谈到《黄帝内经》与邹衍思想的关系。考宋、尹学派的宋钘稍长于孟轲，尹文稍晚于孟轲，而孟轲出生于公元前372年或371年，在公元前342～324年之间在齐国首都临淄见齐宣王时始倡导这种所谓"仁术"的，上述第六点谈到《黄帝内经》中有"仁术思想"的反映，它的成书当然就只会在孟轲倡导所谓"仁术"之后的时间了。上述第七点谈到《黄帝内经》与邹衍思想的关系，《史记·孟子荀卿列传》载邹衍"后孟子"，《盐铁论·论儒》载邹衍"以儒术干世主，不用，即以变化终始之论，卒以显名"，他还在公元前298～251之间到赵国见过平原君，并与平原君门客公孙龙进行过辩论，《黄帝内经》中阴阳五行合用，这就只能在邹衍创立"五德终始论"，"以阴阳主运显于诸侯"之后的时间里。据上述第八点所谈《黄帝内经》中的某些文句，则《黄帝内经》的成书当在战国后期。从而表明了《黄帝内经》成书年代的时间上限，是在战国后期。

二、《黄帝内经》成书的时间下限

（一）《黄帝内经》中的许多篇章，如《素问·藏气法时论》、《灵枢·病传》等篇记时均用"夜半"、"平旦"、"日出"、"日入"、"日中"、"日昳"、"下晡"、"早晡"、"日西"、"大晨"、"早食"、"晏食"、"人定"、"黄昏"、"台夜"（台，原误为"合"今改。台，读"始"）、"鸡鸣"等，而不言"子"、"丑"、"寅"、"卯"、"辰"、"巳"、"午"、"未"、"申"、"酉"、"戌"、"亥"等"十二地支"。清代姚际恒《古今伪书考》谓"古不以地支名时"，并以此认为《素问》一书"当是秦人作"。

（二）《黄帝内经》一书中，有几篇都提到了"万民"一词，如《素问·疏五过论》说："为万民式"，"为万民副"，《灵枢·营卫生会》说："万民皆卧"，《灵枢·岁露论》说："万民懈惰而皆中于虚风，故万民多病"等。然东汉年间的郑玄，在注释《孝经·天子章》和《礼记·内则》中均谓"天子曰兆民，诸侯曰万民"，据此，则《黄帝内经》成书当在秦灭六国之前。虽然"万民"一词，后来也沿用，但《灵枢·九针十二原》所载"余子万民，养百姓，而收其租税"之文，把"万民"和"百姓"对举，《灵枢·师传》说："百姓人民，皆欲顺其志也"，把"百姓"和"人民"对举，这就不会是后来的事情。考《尚书·尧典》说："九族既睦，平章百姓"，孔氏传："百姓"，"百官"。《国语·周语中》说："以备百姓兆民之用"，韦昭注："百姓，百官有世功者。"郭沫若同志在《中国古代社会研究》第二篇第一章第二节中说:"庶民和百姓,在当时是有分别的。百姓是贵族,又叫作'君子'。"这里"百姓"一词,与"万民"一词对举,与"人民"一词对举,它就不是指的一般所谓"普通老百姓"的"百姓",而是指的"百官",指的"贵族"了。这当然就是较早的了。

根据上述两点,《黄帝内经》成书年代的时间下限,当在秦始皇统一六国之前,从而说明了《黄帝内经》的成书年代为战国后期。

三、《黄帝内经》的成书地点

上文论述了《黄帝内经》的成书年代,下面再来探讨一下《黄帝内经》的成书地点问题。这里首先需要寻找《黄帝内经》的内容与战国时代的一些国家联系的线索。

(一)《灵枢·本神》说:"实则喘喝,胸盈仰息"。盈,原作"凭",后人改作"盈",《甲乙经》卷一第一、《太素》卷六首篇、《脉经》卷六第七、《备急千金要方》卷十七第一及王冰《素问·调经论》注引《针经》文均作"凭",可证。凭,乃楚地方言,《楚辞·离骚》说:"凭不猒乎求索",一本作"冯不厌乎求索",王逸注说:"凭,满也,楚人名满曰凭",马茂元注说:"冯,古音旁,满也。作副词用。楚地方言。一本作'凭'。"杨雄《方言》卷二说:"冯,怒也。楚曰冯"。怒亦有胸中愤满之义,故杨雄说"楚人谓怒曰冯"。是"凭"乃"楚地之方言"也。

（二）《素问·五脏别论》说："余闻方士，或以脑髓为脏，或以肠胃为脏，或以为腑……"。这里提到了"方士"。方士者流，是为秦始皇而求"不死之药"的，产生于燕、齐一带。

（三）《素问·宝命全形论》说："黔首共饮（饮，原误为馀，今据《太素·知针石》改）食"。据《史记·六国年表》载，秦用法令规定"命民曰'黔首'"，是在始皇统一中国后的第二年，即始皇二十七年。然所谓"岁在涒滩"的秦始皇八年时成书的《吕氏春秋》，已多次使用了"黔首"一词，如《仲夏纪·大乐》说："故能以一听政者……说黔首"，《孝行览·慎人》说："事利黔首"等等，说明在秦始皇没有"更名民曰'黔首'"，也没有统一中国以前，秦国即已习用"黔首"这一词了。

（四）《素问·五脏生成论》说："徇蒙招尤……"。尤，可假借为"犹"，见于邬《香草续校书·吕氏春秋·本味览》。故这里"徇蒙招尤"的"尤"字，当是"犹"字的假借。所谓"徇蒙招尤"，就是"徇蒙招犹"，而"犹"字乃是"摇"字之误。《礼记·檀弓下》说："咏斯犹"，郑玄注说："犹当为摇，声之误也。摇，谓身动摇也，秦人犹、摇声相近。"《礼记》"摇"因秦声误为"犹"，《素问》这里则当时"摇"因秦声误为"犹"而后又假借为"尤"的，所以宋代陈自明《妇人大全良方》卷四第四引用此句即直接改为"徇蒙招摇"。"摇"既因秦声而致误，则《黄帝内经》一书的写成，当与秦国有关。

（五）《春秋·左成十年传》说："公疾病，求医于秦，秦伯使医缓为之……医至，曰：'疾不可为也，在肓之上、膏之下，攻之不可，达之不及，药不至焉，不可为也。'公曰'良医也'。厚为之礼而归之。"《春秋·左昭元年传》说："晋侯求医于秦，秦使医和视之，曰：'疾不可为也，是谓近女室，疾如蛊，非鬼非食，惑以丧志，良臣将死，天命不祐。'公曰：'女不可近乎?'对曰：'节之。……天有六气，降生五味，发为五色，徵为五声，淫生六疾。六气曰阴、阳、风、雨、晦、明也。分为四时，序为五节，过则为菑，阴淫寒疾，阳淫热疾，风淫末疾，雨淫腹疾，晦淫惑疾，明淫心疾。女，阳物而晦时，淫则生内热惑蛊之疾。今君不节不时，能无及此乎?'……赵孟曰：'良医也'。厚其礼而归之。"《尸子》卷下说："有医竘者，秦之良医也，为宣王割痤，为惠王疗痔，皆愈。张子之背肿，命竘治之，谓竘曰：'背，非吾背也，任子割焉。'治之遂愈。"这里所说的医缓、医和、医竘，都是春秋战国时期的秦国良医，不仅对疾病的诊断准确，很有临床经验，而且还有一套医学理论，所以《韩非子·林下》有"秦医虽善除"之语，也无怪乎我国素有"秦多良医"的说法。

　　《黄帝内经》是一部集体写作，是各地医疗经验和医学理论的总结。进行这项工作的地点似乎只能在秦国。上述第一点虽然为楚地方言，表明了《黄帝内经》与楚国关系，但楚国在战国时期，已由春秋时期的争霸中原而转为衰弱了，特别在战国后半期，更是丧地辱国，几经迁都，不可能从事医学整理而写出《黄帝内经》来的；上述第二点谈到"方士"，表明《黄帝内经》与齐国有关，根据《史记》所载，齐国在威、宣之世，由于政治上的改革和军事上的胜利，曾做到了

"诸侯东朝于齐"（见《史记·孟子荀卿列传》），并设立了一个"稷门学宫"，以招天下学者会于齐都，而创立精气学说的宋钘、尹文和把阴阳、五行二者合为一家的邹衍，都曾游学于齐之稷门学宫，但齐国在战国后期已是江河日下，似亦不大可能进行《黄帝内经》这样巨大的医学整理工作，至于燕、韩、赵等国当时更是没有这种整理的可能；然上述第三点谈到"黔首"一词，第四点谈到"摇因秦声之误"，表明《黄帝内经》与秦国有关，这是值得注意的，第五点谈到"秦医善除"、"秦多良医"，使秦国具有较好的医学基础。秦国自商鞅"变法修刑"，实行一系列的社会变革以后，"山东之民，无不西者"（见《商子·来民》），东方诸国的人士都到秦国，扁鹊由勃海"过邯郸"，"过洛阳"而"入咸阳"（见《史记·扁鹊仓公列传》），表明了各国医学家也都到秦国，这就为各地医疗经验和医学理论的交流及总结整理具备了充分的条件，因而也就只有在秦国，才有可能写出《黄帝内经》这样的医学巨著来。在先秦诸子著作中，只有在秦国写成的《吕氏春秋》一书中记述的医学内容最多，也可以作为《黄帝内经》成书于秦国的一个佐证。

总之，《黄帝内经》成书于战国后期，而在秦国写成的。

《黄帝内经》的学习方法

《黄帝内经》一书（以下简称《内经》），包括现今流传的《素问》、《灵枢》两个部分，共有一百六十二篇（现佚七十二、七十三两篇，存一百六十篇），为我国现存的一部较古的医学著作。据我近年来的考证，它成书于我国历史上的战国时期的后期，在秦汉年间又有一些补充。

在《内经》一书里，有着非常丰富而又宝贵的医学内容，它论述了祖国医学有关人体解剖、生理、病理、发病、病因、诊断、治疗和预防等诸方面的基本理论，它记述了祖国医学的"伤寒"、"温病"、"疟疾"、"咳嗽"、"湿病"、"霍乱"、"肠澼"、"飧泄"、"胕肿"、"呕吐"、"癃闭"、"遗溺"、"癫疝"、"脾瘅"、"胆瘅"、"劳风"、"癫疾"、"怒狂"、"鼓胀"、"喉痹"、"鼻渊"、"溢饮"、"伏梁"、"眩冒"、"血枯"、"石瘕"、"肠覃"、"痹证"、"痿证"、"厥证"、"失精"、"脱营"、"失眠"、"鼽衄"、"心痛"、"肉苛"、"食㑊"、"解㑊"、"疠风"、"偏枯"、"风痱"、"鼠瘘"、"痈疽"、"痔疾"、"尸蹶"、"疝瘕"、"隐轸"、"浸淫疮"、"消渴"、"消瘅"等等各种疾病和有关治疗其各种疾病的砭石、针法、灸㷱、汤液、汤药、药酒、丸剂、必齐、膏法、浴法、熨法、熏蒸、薄贴、按摩、导引、行气以及手术切除等方法，它是我国古代劳动人民在长期的生活生产实践中，为了生存、为了卫护健康，而与疾病作斗争逐渐积累起来的经验总结，它为后世的医学发展，奠定了可靠的理论基础，推动了祖国医学的前进。两千多年来，祖国医学在医疗技术和医学理论方面，出现了不少的新的成就和学派，从理论体系上来讲，都是在《内经》的理论基础上丰富和发展起来的。因此，在继承发扬祖国医学的今天，为了很好掌握祖国医学基本理论，为了给学习祖国医学其它古书打好基础，为了挖掘《内经》中的医学宝藏，为了进一步发展祖国医学，《内经》就成了我们每个有志于发掘祖国医学宝库而修习祖国医学者的必读之书。然学习《内经》，必须要有明确的目的和正确的态度，必须要以辩证唯物主义和历史唯物主义的立场、观点和方法，必须实事求是，才有可能把《内经》学好。如果对《内经》抱有错误看法，缺乏学好《内经》的要求；或者在学习中自以为是，不懂装懂；或者在学习中囫囵吞枣，简单从事；或者在学习中不下功夫，见难而退，这都是无法学好《内经》的。这里我就谈谈对《内经》的几个具体学习方法。

一、忠实《内经》原文

学习《内经》，首先要在唯物辩证法的思想指导下，正确地对待《内经》，忠实于《内经》原文，努力探求出它的本义，不能够也不应该用其它任何态度来代替这一点。学习《内经》的目的，原是为了继承发扬这份宝贵文化，为了指导临床医疗实践，只有忠实于《内经》原文，揭露出它自己的本来面貌，才能够真正的做到正确地认识它、掌握它和利用它。因此，在对

《内经》学习的过程中，自当以《内经》原文为主，参以历代《内经》注家对《内经》之书的注释，并适当地运用一些校勘方法和训诂学知识。

（一）以《内经》原文为主

在学习《内经》原文过程中，要注意做到下面几点：

1. 在《内经》一书中，有些内容的文字相同，其实质却不相同，如《素问·气穴论》中"肉之大会曰谷，肉之小会曰溪，肉分之间，溪谷之会，以行荣卫，以会大气"的"大气"一词，是指人身的"正气"，而《素问·热论》中"……厥阴病衰，囊纵，少腹微下，大气皆去，病日已矣"的"大气"一词，则是指人身的"邪气"，还有《素问·五运行大论》中"大气举之也"的"大气"一词，则又是指的"空中大自然之气"；又有些内容的文字不同，其实质却又是一个，如《素问·诊要经终论》中"厥阴终者，中热嗌干，善溺，心烦，甚则舌卷卵上缩而终矣"的"卵"字，和《灵枢·刺节真邪》中"故饮食不节，喜怒不时，津液内溢，而下流于睾"的"睾"字，均是指人的"阴丸"，今谓之"睾丸"者是也。因此，学习《内经》原文，决不能停留在文字表面上，必须深入到医学的实际内容里面去。只有深入到了医学实际，才有可能把握住它的实质，从而对它加以正确的利用。

2. 在《内经》的文章里，每句都有一定的含义，每段又有一个总的精神，而在每章之中仍然有一个总的精神。学习《内经》原文，既要一字一句的读懂，又不能把文章弄得支离破碎而必须掌握其全体精神，否则，是掌握不好的。如《素问·玉机真藏论》所载

13

"五脏受气于其所生，传之于其所胜，气舍于其所生，死于其所不胜……"一段，其"五脏受气于其所生……气舍于其所生，死于其所不胜"三句为正文，"传之于其所胜"一句是借宾定主之衬文，而主要精神则是说：五脏受病气于己所生之脏，照疾病的一般传变之次，当传之于其所胜之脏，其不传其所胜而舍于生己之脏，死于其所不胜之脏，则为"子之传母"的"逆行"，其病子传母，三传至其所不胜而死，故下面混入正文的一句古注语称其曰"逆死"。若撇开整段的主旨，而把它分裂成一句一句的去读，是不能读好的。

3.《内经》一书，是一部古代医学著作，也是古代一部文学著作，故古代文学家多有研习《内经》者。《内经》文字流畅，文章结构严密，文句都有规律性。如《素问·阴阳应象大论》中"……天地者，万物之上下也；阴阳者，血气之男女也；左右者，阴阳之道路也；水火者，阴阳之征兆也；阴阳者，万物之能始也。"一段，只要留心一下其中"上下"、"男女"、"道路"、"征兆"的文例，就可发现其"能始"二字被王冰释为"谓能为变化之生成之元始"而把其"能"字作为"能够"之"能"是不正确的。能，在古代可借作"台"字，《史记·天官书》说："魁下六星，两两相比者，名曰三能"，裴骃集解引苏林说："能，音台"，司马贞索隐："魁下六星，两两相比，曰三台"，可证。"台"读为"胎"，《尔雅·释诂》说："胎，始也"。"胎"、"始"连用，叠词同义，今谓之"相同联合词"，与上文"道路"、"征兆"同例（上文"上下"、"男女"为"相反联合词"）。所谓"胎始"也者，犹谓之"万物之根本"者也。

4. 《内经》成书较早，限于当时的知识条件和思想水平与写作水平，其系统性不可能完全合乎现代学习的要求。在学习过程中，就要既按照原书的篇章段落进行学习研究，又要把原书中前后相关联的文字贯串起来而把一个一个的基本理论系统化。否则，就会使人在读完《内经》后，对《内经》所载的各个基本理论仍然没有一个正确而又完整的概念。

5. 《内经》一书，篇幅浩大，内容繁多，且其中有些部分与医学实际无涉，或与医疗关系不大，或临床使用价值不高，甚者还有目前根本无法读懂者。在学习过程中，应当权衡其轻重主次，有选择有重点地进行学习，对其主要内容必须精读掌握，次要内容则当细读熟悉，一般内容只作粗读了解，至于历代《内经》学者至今尚未能读通的内容自可阙之以待将来，暂时不要去钻牛角尖。

（二）参阅历代学者对《内经》的注释

《内经》著作的年代久远，文字古奥，旨义深邃，学习时自难避免遇到很多不易理解的东西，因而参阅历代医家对《内经》所作的注释，就有助于对《内经》原文的迅速理解，提高学习效率。历代医家对《内经》一书的注释，都是在于阐发《内经》蕴义，但由于其各自的历史背景、工作条件不同，和对《内经》的理解、掌握的程度有别，以及治学态度、治学方法不同，从而对《内经》的注释也就不可避免地有所差异而互见得失。在学习《内经》的时候，选择一定的《内经》注释作为参考，帮助对许多《内经》原文的理解是有不小益处的，但对初学《内经》者来说，因缺乏判别能力，不宜参阅过多的《内经》注释，否则，就会易于陷入莫知所从的境地。初学《内经》者可选用下面几家《内经》注释，作为学习《内经》的资助：

1. 王冰《黄帝内经素问》释文：王冰生于唐代，去《内经》之时还未太远，文化特点和学术思想都比较相近，注语精练质朴，不尚华饰，亦得《内经》之本义为多，且在医学基本理论上具有不少新的发挥，足可补《内经》原文所未及。

2. 马莳《素问注证发微》、《灵枢注证发微》：马莳，明代人，其所著《素问注证发微》无所发明，然《灵枢注证发微》实有助于后学。《灵枢》之书，从前无注，其文字古奥，名数繁多，学者多苦于难懂，废而不学，马莳始为之注释，著《灵枢注证发微》，以《灵枢》本文为照应，而《素问》有相同者，则援引之以为释，其疏经络穴道，颇为详明。

3. 张介宾《类经》：张介宾，明代人，深信《内经》之书，治病即以其为主，并犹恐其书资于自用而不能与天下共用，遂乃著而为《类经》，将《内经》之文予以拆开，打破《素问》、《灵枢》之限，从新归类，使《内经》的原文分类相从，条理井然，门目分明，易于寻检查阅，颇有助于学者。其注亦殚精极微，鲜有遗漏。

4. 张志聪《黄帝内经素问集注》、《黄帝内经灵枢集注》：张志聪，清代人，集诸同学共同讨论，为集体注释，其中多为就《经》解《经》，前后互证，反覆论述，说理深透，且每引古典临床医学著作之文相印证，对学者有极大的启悟作用。

5. 高士宗《素问直解》：高士宗，清代人，以《素问》一书的各家注释，非苟简隙漏，即敷浅不经，至张志聪《集注》则意义艰深，失于晦隐，乃更作注释，先诠释篇名，次及篇中大旨逐为拈出，一篇之中，分为数节，使学者易于领会，自诩其注释直捷明白，可合正文诵读。并曾对《素问》的不少字句文义，进行细致考校，确参订正。

（三）运用训诂学知识

依据唯物辩证法的观点，世界上一切事物都不是静止的，而是在不断运动、不断发展、不断变化的。一定历史时期内的文化艺术（包括语言、文字），有一定历史时期内的特点。《内经》成书于两千多年以前，距今已有一个相当长的历史时期，社会的发展促成了科学技术和语言文字都有较大的变化，如用今天发展了的或者变化了的认识，想去恰如其分地正确理解《内经》一切文字的本义是有困难的，这必须借助于文字的考证，利用与《内经》同一时期或者在其前后相距不远时期的文献加以研究，依据训诂学求得解决。例如《素问·宝命全形论》中"土得木而达"句的"达"字，训其反义为"通达"之"达"是不妥当的，这里用的是其本训。《说文·辵部》载："达，行不相遇也"。行不相遇，即阻隔之意。隔，才与上下文中的"伐"、"灭"、"缺"、"绝"等义相协；又例如《素问·调经论》中"皮肤不收"句的"不"字，释其义为"弗"是不妥当的，这里是用为助词。杜预注《春秋·左成八年传》说："不，语助。"不，语助词，无义。是"皮肤不收"，即为"皮肤收"。皮肤收，始与上文"寒湿之中人也"的起因，下文"肌肉坚紧"的证候相安。这说明了在学习研究《内经》一书的过程中，忽视训诂之学，抛弃古代语言文字学方面的知识，是不恰当的。

（四）利用校勘方法

任何古书，经过长期流传，都逃不脱错讹的命运。《内经》一书也不例外。《内经》在战国后期以迄现在的两千多年的流传过程中，由于编绝简错、蛀毁刻落和辗转相抄的错写臆改，以致脱误错讹、亥豕鲁鱼者不少，如不加以校勘订正，是无法把它读好的。《内经》的错文，约为下面几种情况造成的。

1. 形误　因为字形相近而致误，如《灵枢·官针》中"凡刺有九，日应九变"的"日"字，在这里于理难通，当有误，《甲乙经》卷五第二作"以"，是。以，古作"目"，因形近而误为"日"。

2. 声误　因为字音相近而致误，如《灵枢·肠胃》中"广肠传（傅）脊，以受回肠，左环叶脊上下辟"的"叶脊"二字，实难读通，其"脊"字当为"积"字因声近而误，观上文"回肠当脐左环，回周叶积而下"的"叶积"可证。

3. 笔误　因为书写草率而致误，如《素问·五脏生成论》说："人有大谷十二分，小溪三百五十四名，少十二俞"，王冰注；"小络所合，谓之小溪也。然以三百六十五小络言之者，除十二俞外，则当三百五十三名。《经》言'三百五十四'者，传写行书误以三为四也"。盖古字为三、四积画，古"四"字作"三"，故传写行书而以"三"误为"四"。

4. 坏文　或虫蛀简伤，或刻雕画落，以致字残文坏，如《素问·至真要大论》说："余欲令要道必行，桴鼓相应，犹拔刺雪汗……"。这个"汗"字，乃"汙"字之坏文；汙，即"污"字。《灵枢·九针十二原》说："犹拔刺也，犹雪污也"，可证。又如《素问·

刺要论》中"泝泝然寒慄"句的"泝泝"二字，考：水逆上曰"泝"。以"泝泝然"三字形容"寒慄"之证，是不大可通的。泝泝，当是"淅淅"脱去中间"木"字而成的坏文。

5. 简错　古代无纸，古书是把字写在帛上，或写在竹、木简上。写在竹、木简上的古书，通常是用皮绳把这些竹或木简顺次编串在一起的。如果日久编绝，皮绳断了，竹或木简就易于脱落而造成错简文字，如《灵枢·本输》中所载"少阳（阳，乃"阴"字之讹）属肾，肾（此字衍）上连肺，故将两脏"三句，夹杂于论"六腑之所与合"的文字中间，与前后文例不合，也与前后文义不太相协，可能是他处文字错简于此的。

6. 衍文　所谓"衍文"者，乃"沿讹多余之文字"也。古代在长期辗转抄写的过程中，常因涉上下之文或其他原因而抄剩，以致出现讹误多余之文字而成为"衍文"。如上项所引《灵枢·本输》所载"肾上连肺"一句中的"肾"字，就是涉其上句"少阴属肾"的"肾"字而衍；又如《素问·平人气象论》所载："寸口脉沉而弱，曰寒热，及疝瘕少腹痛"一段，据林亿新校正的意见，就是涉下文"寸口脉沉而喘，曰寒热"，"脉急者，曰疝瘕少腹痛"而衍。

7. 妄改　《内经》一书，在长期流传过程中，有些内容一时难懂，就被某些研究《内经》者以臆测而窜改，如《素问·六节藏象论》中"肝者，罢极之本"的"罢"字，很可能原文作"能"，有些学者不知"能"字当读"耐"而徒以"能极"为不词，且又见古有"罢极"之词，遂于"能"字上妄加"四"头而成"罢"。这种轻率改动《内经》原文的不严肃治学态度，至今犹有人在，如张志聪集注本《灵枢·经筋》中所载"足阳明之筋……上循骬，结于缺"的"缺"字，本是旁注，作小字，以表明此处缺少一个字，而在1958年上海科学技术出版社重新排印这个张志聪集注本《灵枢经》的时候竟不详察其缺少之字为"膝"，遂想当然地于其"缺"字下妄加一"盆"字而使之成为"缺盆"，并改作同体字纳入正文，这就造成了更大的谬误！

8. 注语误入　古代有些学者在阅读《内经》的时候，常把自己的体会和看法，写在其有关原文的下面或旁边，对《内经》文字原意进行注释，日久时长，辗转相抄，注语遂被误抄而致混入了正文。如《素问·阴阳离合论》所载："天覆地载，万物方生，未出地者，命曰阴处，名曰阴中之阴"。其中"命曰"、"名曰"义同，则"名曰阴中之阴"一句肯定是古注语被误入正文的；又如《灵枢·寒热病》所载："五藏身有五部，伏兔一，腓二，腓者，腨也，背三，五藏之腧四，项五，此五部有痈疽者死"。其中"腓者，腨也"数字为古注语误入，这是甚为了然的。

上述数点表明，在阅读《内经》过程中，校勘方法，是一种非常重要的学习方法。古人说："书不校勘，不如不读"（见《光明日报》1963年3月10日"文学遗产版"引）。这话固然未免有些言之太过，但在阅读古书的某些情况下，是有其一定实际意义的。阅读《内经》一书也如此。如读《素问·痿论》中"……有所亡失，所求不得，则发肺鸣，鸣则肺热叶焦，故曰五藏因肺热叶焦，发为痿躄，此之谓也"一段，只原文照读是不行的，必须加以校勘。试观其上下文皆五脏平列，未尝归重于肺，此处但言肺痿之由，不能说五脏之痿皆因肺热叶焦而成；如谓五脏痿皆因肺热叶焦所成，则与下文"治痿者，独取阳明"亦不相吻合。这只要据《甲乙经》卷十第四之文予以校勘，即知"故曰五藏因肺热叶焦"和"此之谓也"两句为衍文，删去后则文义大通。因此，对《内经》中的某些内容，通过原文的精心咀嚼和注释的深入钻研之后仍不能读通者，必须利用校勘方法，利用其他文献加以校勘。在校勘《内经》的工作中，除其前后文可以互校（还有各种版本《内经》的互校）外，通常以晋代皇甫谧《甲乙经》和隋代杨上善《黄帝内经太素》二书为主。因为二者是皇甫谧、杨上善二人就古代《内经》原文各自重新编撰成篇的，且均早于王冰次注《黄帝内经素问》和史崧出藏《灵枢经》。

二、理论联系实际

《内经》一书，是专论祖国医学基本理论的，发挥着指导医疗实践的作用，且亦述有不少的对疾病的具体治疗。学习《内经》的目的，原是为了"学以致用"，为了把古人的经验变为自己的知识，以指导自己的医疗实践活动，并通过医疗实践活动把它加以客观的检验，进而给以发扬光大，不是为读书而读书。在学习过程中，必须以老老实实的态度，认真钻研，刻苦学习，但不能读死书，死读书，成为古人的奴隶，而要把理论紧密地联系实际，联系日常生活的实际，联系日常工作的实际。如《灵枢·邪客》说："卫气者，出其悍气之慓疾，而先行于四末分肉皮肤之间而不休者也，昼日行于阳，夜行于阴……"。人身的这个卫气，日充肌肤，外御贼邪，使人醒寤时在一定程度上不接受风寒的侵袭；夜熏肓膜，内温脏腑，而致外无卫阳之用，故人卧寐不加衣被则易于感受风寒之邪而发病。这必须联系日常生活中寤寐的阴阳实际来理解。另如《素问·通评虚实论》说："乳子中风，热，喘鸣肩息者，脉何如？……喘鸣肩息者，脉实大也，缓则生，急则死"。这必须联系临床医疗实际的婴儿病只有望络诊而无切脉诊，就可知道张介宾把"乳子"一词解释为"婴儿也"是不正确的，就用训诂学知识来解决。《吕氏春秋·季夏纪·音初》说："主人方乳"，高诱注："乳，产（也）"；《史记·扁鹊仓公列传》说："菑川王美人怀子而不乳"，司马贞索隐："乳，生也"。说明古代妇人生产（分娩）叫"乳"，这里"乳子"即"产妇"。这样理论联系实际的学习，既可避免学习中的教条主义，又有助于对《内经》原文的理解，有助于对《内经》学习的巩固，有助于对《内经》理论的掌握和利用，使其牢靠的真正成为自己的活的知识。众所周知，祖国医学的特点，就在于辨证论治，对于具体的病人总是要作具体的分析，从来不容许千篇一律地对待各个具体病人。要做到这一点，缺乏高度的祖国医学理论修养是不行的。所谓高度的祖国医学理论修养，就是要具有丰富的祖国医学理论知识，且在运用这些知识的过程中，又具有非常高度的原则性与灵活性。因而，在学习《内经》过程中，不联系实际，不掌握其主要精神，不把它变成自己的东西，只抽象地学习，空空洞洞地学习，学会唸得其中几个句子是无济于事的，而且是不牢靠，不巩固的。必须在利用其他各种学习方法的同时，还运用理论紧密联系实际的学习方法，才有可能学好《内经》。

三、取其精华，弃其糟粕

《内经》一书，是我国古代的一部医学专著，是一部自然科学书籍，有极为宝贵的医学内容，有较大的继承价值，然它编撰于两千多年前的战国时期，又在漫长的封建社会里，于秦汉年间对其内容作了较多的增补扩充，于唐代王冰对其内容作了较大的增减修改，因而，难免有一些不纯洁的内容或者说是不实际的东西，如《素问·六微旨大论》所载有关儒家"君君、臣臣、父父、子子"的封建伦理思想的"君位臣则顺，臣位君则逆"就是一例，其《素问·上古天真论》、《素问·移精变气论》、《素问·汤液醪醴论》等编纪述了我国古代的一些具体历史事实，这或许是对的，但宣扬今不如昔，则是一种唯心史观的表现。因此，在学习研究《内经》过程中，必须以辩证唯物主义、历史唯物主义的立场、观点和方法有分析有批判地进行，扬弃其不合理的部分，把有用的部分接受下来，继承下来，用以奠定自己的祖国医学理论基础，并以待今后的发扬。但是，应该注意避免简单粗暴的方法，避免发生任意否定的情况。

《黄帝内经》析疑三十三则

　　《黄帝内经》的成书时间较早，篇幅浩大，难点较多，历代《内经》学者的成就，通过其对《内经》之书的注释，给了我们学习研究《黄帝内经》以莫大的启悟和帮助。虽然如此，但《黄帝内经》中现仍有不少内容，为一些《内经》学者所未予注释或注释未当，给我们留下了许多疑难之点，这就需要我们用功夫重新去研究，去认识，去读通，去阐明。

一

　　《素问·生气通天论》说："……是故阳因而上，卫外者也，欲如运枢。起居如惊，神气乃浮。因于暑，汗，烦则喘喝，静则多言；因于寒（此句原在"欲如运枢"句上，误，今据《格致余论·生气通天论病因章句辩》改），体若燔炭，汗出而散；因于湿，首如裹，湿热不攘，大筋缛短，小筋弛长，缛短为拘，弛长为痿；因于气，为肿。四维相代，阳气乃竭。"

　　按：此文"四维相代"一句，诸注皆误以属上"因于气，为肿"读，且误释其义，如王冰注说："素有气疾，湿热加之，气湿热争，故为肿也。然邪气渐盛，正气浸微，筋骨血肉，互相代负，故云'四维相代'也"；张介宾注说："因于气者，凡卫气，营气，藏府之气，皆气也。一有不调，均能致疾。四维，四支也。相代，更迭为病也。因气为肿，气道不行也"；高世栻注说："气，犹风也，《阴阳应象大论》云：'阳之气，以天地之疾风名之'，故不言'风'而言'气'。因于气为肿者，风淫末疾，四肢肿也。四维相代者，四肢行动不能彼此借力而相代也。"其王冰谓"素有气疾，湿热加之"为肿，以致"筋骨血肉，互相代负"，张介宾谓"正气不调，气道不行"为肿，以致"四肢更迭为病"，高世栻谓"风淫末疾，四肢为肿"，以致"四肢行动不能彼此借力而相代"，三者之注均不当。试问"因于气为肿"的病证，筋骨血肉怎样"互相代负"？或其四肢怎样"更迭为病"？本节原文明谓"四维相代"，何谓"不能彼此借力而相代"？惟"因于气"的"气"字，高世栻释为"风邪"是对的。

为了弄清楚"四维相代"之义，必须进一步阐明"因于气"的"气"字。气是"风邪"，高世栻早已指出，这里再补充一些论据。

气，在古代是可以作为"风"字讲的。本书《阴阳应象大论》说："阳之气，以天地之疾风名之"，《庄子·齐物论》说："夫大块噫气，其名为风"，《山海经·海外北经》说："息为风"。郭璞注说："息，气息也"，是"气"可训为"风"；然"风"亦可训为"气"，如《广雅·释言》说："风，气也"，《论衡·感虚篇》说："夫风者，气也"是其例。杨上善注《太素·诸风数类》说："风，气，一也。徐缓为气，急疾为风"，故"风"可训"气"，"气"亦可训"风"。

《管子·度地》说："大寒，大暑，大风，大雨，其至不时者，此谓四刑，或遇以死，或遇以生（读

"眚")",《灵枢·口问》说:"夫百病之始生也,皆生于风雨寒暑……",《灵枢·五变》说:"余闻百病之始期也,必生于风雨寒暑",《灵枢·百病始生》说:"风雨寒热,不得虚,邪不能独伤人"。这就充分说明了古人认为风雨寒暑,是使人发生疾病的四种外邪。雨,乃"湿邪",风雨寒暑者,即"风、寒、湿、热"也。根据文例,上文"因于暑","因于寒","因于湿",此"因子气"即为"因于风",也是合乎道理的。

因"风"而病"肿",在《黄帝内经》中还有明文,如本书《平人气象论》所谓"面肿曰风"是也。在临床上,亦常见有突然发生头面四肢肿,甚至肿及全身而搔痒不已者,每用荆、防、羌、独等疏风药物而获效。

现在再来讨论"四维相代"之义。这里"四维"二字,不是一个词,与本书《气交变大论》中"其眚四维"的"四维"一词不同。所谓"四",是指上文所说的"风"、"寒"、"暑"、"湿"等四种邪气,维,即"维系"。所谓"四维相代",是说"风"、"寒"、"暑"、"湿"等四种邪气维系不离而相互更代伤人。正因为如此,所以人体的阳气就乃告竭尽。

据上所述,本节"四维相代,阳气乃竭"二句,是遥承前"阳因而上,卫外者也,欲如运枢。起居如惊,神气乃浮"之文而为本节全文所作的结语。因而,只把它属于"因于气,为肿"读,是不对的。

二

《素问·生气通天论》说:"阳气者,精则养神,柔则养筋。开阖不得,寒气从之,乃生大偻;陷脉为瘘,留连肉腠；俞气化薄，传为善畏，及为惊骇；营气不从，逆于肉理，乃生痈肿，魄汗未尽，形弱而气烁，穴俞以闭，发为风疟……"

按：此"阳气者，精则养神，柔则养筋"之文，王冰注谓"然阳气者，内化精微养于神气，外为柔奭以固于筋"，吴崑、马莳之注文稍异而义略同，均变"精"、"柔"二字之词性以释，恐未当；张介宾注谓"神之灵通变化，阳气之精明也，筋之运动便利，阳气之柔和也，故精则养神，柔则养筋"。其望文生训，释"精"为"精明"，释"柔"为"柔和"，然"阳气"怎样"精明"？怎样"柔和"？实难体认，故其释未确而不足为训；张志聪注谓"阳气者，水谷之精也，故先养于五藏之神。柔者，少阳初生之气也，初出之微阳，而荣养于筋，是以少阳之主筋也"，将"阳气"定为"五谷之精"、将"柔"释为"少阳初生之气"，从而使此"阳气"和"柔"分之为二物，于文则不顺，于理则不通矣；高世栻注谓"精，精粹也。柔，柔和也。上文烦劳精绝，至目盲耳闭而神气散乱，故曰'阳气者，精则养神'，所以申明上文阳气不精而神无所养也。上文大怒气绝，至血菀而伤筋，故曰'阳气者，柔则养筋'，所以申明上文阳气不柔而筋无所养也"，然"阳气"何谓"精粹"？何谓"柔和"？其与张介宾同，望文生训，不足取也，且将此"阳气者，精则养神，柔则养筋"之文用为上段内容之释以作其殿，亦未为是。

上文"阳气者，烦劳则张，精绝，辟积于夏，使人煎厥，目盲不可以视，耳闭不可以听，溃溃乎若坏都，汩汩乎不可止"、"阳气者，大怒则形气绝，而血菀于上，使人薄厥"两条，是说明躁扰则阳气失常而神、形为病；此文"阳气者，精则养神，柔则养筋"，是说明安静则阳气正常而神、形皆治。此文"精则养神"、"柔则养筋"两句为对文，乃说明阳气的特性和作用，而"精"、"柔"两字于此为变文。这里"精"字，乃"靖"之假借。"精"、"靖"俱谐"青"声，故例得通假，所谓"同声假借"也。《广雅·释诂》说："靖，安也"，《国语·晋语八》说："故食谷者，昼选男德以象谷明，宵静女德以伏蛊慝"，韦昭注："静，安也"。是"靖"训"安"，"静"亦训"安"，二字义同，故可如《说文通训定声·鼎部》所谓"靖，假借为静"也。据此，则"精"为"靖"字之假借，而"靖"与"静"字义同而又可假借为"静"，故《白虎通·情性》说："精者，静也"。关于"柔"字，《尔雅·释诂下》说："柔，安也"，《广韵·下平声·十八尤》说："柔，安也"，《尚书·尧典》"柔远能迩"句孔安国传亦谓"柔，安也"。上言"精"字读为"静"而其义训为"安"，此言"柔"字之义亦训"安"，是"精"、"柔"训"安"义同也。然"安"字之义又训"静"，《方言》卷十说："安，静也"，《仓颉篇》卷中说："安，静也"，可证。是"静"、"安"二字可互训，其义则相通也。从而表明了此文"精则养神"者，乃言"静则养神"也；此文"柔则养筋"者，乃言"静则养筋"也。一句话，安静则阳气养神又养筋也。然其一言"精"、一言"柔"者，是变文耳，与《素问·逆调论篇》之上文言"常"、下文言"衣"同例也。惟此"安静"之义，乃谓其不躁动烦劳，与下文"阳密"或"阳秘"之义正同，非谓其静止不动也。

此文"阳气者，精则养神，柔则养筋"之"养"字，似非"补养"之"养"，当训"治"。《周礼·天官冢宰·疾医》说："以五味五谷五药养其病"，郑玄注："养，犹治也"。是"养"可训"治"无疑。"精"、"柔"二字为变文而皆训"安静"，"养"训"治"，则此"阳气者，精则养神，柔则养筋"之义，即为"安静则阳气正常而治神治筋"，或者其"养神"、"养筋"为"神养"、"筋养"之倒装，即为"安静则阳气正常而神治筋治"也。

三

《素问·生气通天论》说："凡阴阳之要，阳密乃固。两者不和，若春无秋，若冬无夏，因而和之，是谓圣度。故阳强不能密，阴气乃绝……"

按：此文"阳密乃固"句之"密"字，王冰、吴崑、张介宾释之为"闭密"，马莳释之为"秘密"，张志聪释之为"固密"。细析诸注之前后文，其所谓"闭密"、"秘密"、"固密"，文虽有异，然均似谓"坚固关闭"之义。如此，则与本段文字内容之义稍嫌左。根据《素问》所载阴阳学说的基本思想和本段文字的精神，此"密"字训为"闭固"之义，不如训为"安静"之义为长，惟高世栻释为"藏密"略近之。然其释下文"秘"字又曰"秘密"，则又与诸注义同而有误矣。

在古代文献里，训"密"为"静"义是颇不乏其例的，如《尚书·尧典》说："四海遏密八音"，孔安国传："密，静也"；《尔雅·释诂下》、《群经音辨·山部》亦皆谓"密，静也"，均是其例。然"密"又训"宁"。《国语·周语下》

说："密，宁也"；《孔子家语·论礼》说："夙夜基命，宥密无声之乐也"，王肃注亦谓"密，宁也"，而"宁"之义亦训"静"，故《尔雅·释诂上》说："密，宁，静也"。是所谓"阳密"者，乃言"阳气宁静"也。惟其"阳气宁静"，则阴阳和调"乃固"也。此文"阳密乃固"之"固"，与上文"阳者，卫外而为固也"的"固"字训"坚固"之义有别，当与《素问·阴阳应象大论》中"喜怒不节，寒暑过度，生乃不固"的"固"字义同而训为"长久"。《小尔雅·广诂》说："固，久也"。是"固"可训"久"无疑。如斯，则阴阳和调之枢要，在于阳气宁静始乃久长也。众所周知，其阴阳运动的特性，阴为静而阳为动。然所谓"阳为动"者，只是对"阴为静"而言；其所谓"阳气宁静"者，又只是对"阳气烦劳"而言，故此可以总之曰"阳性动而忌烦劳喜宁静"也。

　　阳性动而忌烦劳喜宁静，阴性静其忌、喜亦如是也，故《素问·痹论》有"阴气者，静则神藏，躁则消亡"之记述。然"阴性静"亦是对"阳性动"而言。阴阳作为一个整体言之，则是不断运动的。《素问·阴阳应象大论》说："阴在内，阳之守也；阳在外，阴之使也"，本篇《素问·生气通天论》说："阴者，藏精而起亟也；阳者，卫外而为固也"。是阴阳二气相互依赖、相互促进而以运动为常。但是阴阳之运动，必须在宁静状态下进行才是有益的，《素问·至真要大论》说："夫阴阳之气，清静则生化治，动则苛疾起"，说明了这一点。

　　阴阳学说的基本思想是在"运动"中保持"宁静"，故此文论"阴阳之要"的"阳密乃固"句，当释为"阳静乃久"之义为优。阳气安谧宁静，则阴阳和调而乃久长。

《礼记·乡饮酒义》说："产万物者圣也"，郑玄注："圣之言生也"；《广韵·去声·四十五劲》说；"圣，式正切，生也"。是"圣"可训"生"也。生，当读如《素问·六节藏象论》"生之本，本于阴阳"、《素问·阴阳应象大论》"生乃不固"之"生"，指"生气"；《说文·又部》说："度，法制也"，《群经音辨·又部》说："度，法制也"，犹今之所谓"规律"之义。"因而和之，是谓圣度"者，谓"阴阳和调是生气的正常规律"，和之乃可以久长也。如阳气躁动烦扰，阴阳"两者不和"，则为孤阴独阳，"若春无秋，若冬无夏"，而无以生长矣，是以下文有曰："故阳强不能密，阴气乃绝。"

四

《素问·生气通天论》说："阴平阳秘，精神乃治；阴阳离决，精气乃绝。"

按： 此文乃论述阴阳的静躁对精气的影响作用，从而决定生命的存亡，为上文之结语。然其"阴平阳秘，精神乃治"之义，诸家多注而未明，如马莳注说："必彼之阴气得其和平，而此之阳气知所秘密，则精神乃治"；张介宾注说："平，即静也。秘，即固也。人生所赖，惟精与神，精以阴生，神从阳化，故阴平阳秘，则精神治矣"；张志聪注说："调养精气神者，当先平秘其阴阳"，等等。这里马莳注"平"为"和平"，既欠确切，而注"秘"为"秘密"，则使人亦嫌不甚明了其所说矣；张介宾注"平"为"静"，颇有见地，而注"秘"为"固"，则又不然矣，且说"人生所赖，惟精与神，精以阴生，神从阳化"，把此文"精神"一词分而释之，则更嫌其未究此段文字之文法及文义也；至于张志聪之注，则不胜"囫囵吞枣"之甚，而不必于此加议矣。观此文"阴平阳秘，精神乃治"二句，与下二句"阴阳离决，精气乃绝"为对文，则此"平"、"阳"二字为误倒，当乙转，作"阴阳平秘"之句为是。只有"平秘"，始与下文"离决"为对。《鬼谷子·摩篇》说："平者，静也"，上文已引张介宾注亦说："平，即静也"，是"平"为"静"义；《列子·力命》说："自然者，默之成之，平之宁之"，张湛注："平宁无所施为"，无所施为，亦谧静之义。秘者，《广雅·释言》说："秘，密也"，《广韵·去声·六至》说："秘，兵媚切，密也……俗作秘"，然《尔雅·释诂下》说："密，静也"，《尚书·尧典》说："四海遏密八音"，孔安国传："密，静也"。秘"训"密"，而"密"则训"静"，是"秘"亦"静"也。此文"平"训"静"，"秘"亦训"静"，二字叠词同义，与下"离决"之词同。从理论上讲，阴阳之性，对言之则阴静而阳动（然阴无极静而阳无极动），合言之则阴阳俱喜宁静而忌躁动也。《素问·痹论》说："阴气者，静则神藏，躁则消亡"，是言阴气静则安而躁则害也；本篇即《素问·生气通天论》说："阳气者，精则养神，柔则养筋"而"烦劳则张，精绝"，是言阳气静则安而躁则害也；《素问·至真要大论》说："夫阴阳之气，清静则生化治，动则苛疾起"，是总言阴阳之气静则安而躁则害也。阴阳之气以静为安而能生化，故此文说"阴阳平秘，精神乃治"也。此所谓"精神乃治"者，殆即"精气乃治"也。精气，古可写作"精神"，《礼记·聘义》说："精神见于山川"，郑玄注："精神，亦谓精气也";《素问·五藏别论》说:"藏精气而不写也",林亿新校正谓"全元起本及《甲乙经》、《太素》'精气'作'精神'。"可证。"精气乃治",与下"精气乃绝"为对文。

据上所述,此文"阴平阳秘",乃"阴阳平秘"之误,而"阴阳平秘"之义,本为"阴阳清静宁谧"。然今人颇有望文生义而将此文"阴平阳秘"释为"阴阳平衡",且恐人误会其阴阳平衡之义而添字作释以成为"阴阳相对平衡"者。这与祖国医学阴阳学说虽无乖,然非此文本义,故为研究整理《黄帝内经》之文者所不敢取也。

五

《素问·金匮真言论》说:"故春善病鼽衄……故冬不按蹻,春不鼽衄"。

按: 此文"鼽衄"之义,有些注语随文敷衍,未予阐释;有些注语将其析之为二证,如王冰注说:"鼽,谓鼻中水出;衄,谓鼻中血出",吴崑注说:"鼻出水谓之鼽,鼻出血谓之衄",张琦注说:"邪客于肺,气道不利,则鼻塞而鼽;血升于上,肺气不降,则出于鼻而为衄"。这里王冰释"鼽"为"鼻中水出",不知何所据而吴崑因之,张琦释"鼽"为"鼻塞",乃本于《说文》。《说文·鼻部》说:"鼽,病寒鼻窒也,从鼻,九声","鼻窒"即"鼻塞"也。《素问·气交变大论》"欬而鼽"的"鼽"字即是其"鼻塞"之义。然"鼽"、"衄"二字连用为"鼽衄",屡见于《黄帝内经》中,恐不宜析为二证,当为一病证名词。《素问·水热穴论》说:"故曰冬取井荥,春不鼽衄",《素问·五常政

大论》说:"从革之纪……鼽衄","少阳司天……鼽衄、
鼻窒","少阴司天……鼽衄、鼻窒",《素问·六元正纪
大论》说:"凡此阳明司天之政……鼽衄","凡此少阳司
天之政……鼽衄","凡此少阴司天之政……鼽衄","热
至则……鼽衄",《素问·至真要大论》说:"少阴司
天……鼽衄","少阳司天……甚则鼽衄","太阳司
天……鼽衄",《灵枢·经脉》说:"大肠手阳明之
脉……鼽衄","胃足阳明之脉……鼽衄","膀胱足太阳
之脉……鼽衄","足太阳之别……实则鼽窒,头背痛,
虚则鼽衄",等等。如果"鼽衄"为二证,"鼽"是指
"鼻塞","衄"是指"鼻出血",试问"鼻塞"和"鼻
出血"这二者之间有什么不可分割的必然联系而致
《黄帝内经》屡屡连言?且上面所引《素问·五常政大
论》中论述"少阳司天"和"少阴司天"的病证时,
"鼽衄"与"鼻窒"并提,如"鼽衄"为二证而"鼽"
训为"鼻塞",则其下文之所谓"鼻窒"岂不为多余?
由此可见,此文"鼽衄"只能是一个病证名词,而不
应该把它分释为二证。

何谓"鼽衄"?《说文·血部》说:"衄,鼻出血也,
从血,丑声",《诸病源候论·伤寒病诸候下·伤寒衄血
候》说:"衄者,鼻出血也",《内经》诸注亦均以"鼻
出血"释此"衄"字,是此文之"衄"为"鼻孔出
血"已殆无疑义。然则"鼽"字之义为何?王冰注
《素问·刺禁论》说:"任脉自鼻鼽两傍上行至目瞳子
下"。所谓"目瞳子下",为任脉之终左右四白穴。王
冰以"鼻"、"鼽"二字连用,而为任脉循行于面的左右
相夹部位,显然是人体的一个部位名词。《太素》卷八
首篇说:"大肠手阳明之脉……鼽衄",杨上善注:"鼻形

为䪼也",《太素》同篇又说:"胃足阳明之脉……䪼𬜟",杨上善注:"䪼,鼻形也"。是"䪼"为"鼻形"。鼻形,正是任脉循行于面而左右相夹之部位。《素问·六元正纪大论》说:"阳明所至为䪼、尻、阴、股、膝、髀(此字当在"股"上,讹误于此)、腨(此字为衍文)、胻、足病"。其"阳明所至"为"䪼病"者,正以胃足阳明经脉"起于鼻"也。是"䪼"即为"鼻"。䪼,训"鼻",训"鼻形",则此文"䪼𬜟"即为"鼻内出血"之病证矣,故张志聪注此即直接称之曰"鼻𬜟"。《诸病源候论》所载"鼻𬜟候",亦即《黄帝内经》中所谓"䪼𬜟"之病证也。

六

《素问·金匮真言论》说;"夫精者,身之本也。故(冬)藏于精者,春不病温;夏暑汗不出者,秋成风疟。此平人脉法也。"

按:本文"此平人脉法也"句中"平人"、"脉法"之文,古注多歧义,有谓"平人"为"不病之人"者,如张介宾、张志聪、高世栻等;有释"平人"曰"平病人"者,如王冰、马莳等;有囫囵吞枣而其义不明者,如杨上善之注。关于"脉法"之义,杨上善、马莳释之为"切脉",张介宾、张志聪则以"经脉"释之,而王冰、高世栻又顺文以过,无以瘳其义也。另外,'林亿等谓"此平人脉法也"全句之义"与上文不相接",疑为他处之文而错续于此也。张琦亦谓此句乃"他经脱文"。其实,诸注皆未确,盖以其皆不明训诂而未识文字之古义也。

此文"平人"二字,和《素问·平人气象论》中所谓"平人者，不病也"的"平人"一词是指"健康人"者不同，和"金匮要略·血痹虚劳病脉证并治》中所谓"夫男子平人，脉大为劳，极虚亦为劳"的"平人"一词是指"脉病形不病"者亦不同。因为它不是一个"词"。此"平"字，当作"辨别"解。《说文·亏部》说："平，语平舒也。从亏，从八。八，分也"，《说文·八部》说："八，别也，象分别相背之形。凡八之属皆从八"，又说："分，别也。从八，从刀，刀以分别物也"。是"平"之为字"从八"而有"分别"义也。又"平"之为义可通"辨"，《脉经》卷八第九载"平……疟脉证"，《外台秘要·疗疟方》引张仲景《伤寒论》谓"辨疟脉"，可证；《伤寒论·伤寒杂病论集》所谓"并平脉辨证"者，亦即谓"并辨脉辨证"也。辨，古作"釆"、"釆"。"辨"亦"别"也，《说文·釆部》说："釆，辨别也，象兽指爪分别也。凡釆之属皆从釆，读若辨。釆，古文釆。"总之，"平"字之义可训为"辨别"也。如此，则本文所谓"此平人……"者，即谓"此辨别人……"也。

　　关于此文"脉法"之"脉"字，则义当训"诊"。脉，篆文字作"衇"，又作"脉"，籀文字作"衇"。脉、脉、衇、衇，形异而字同。《说文·辰部》说："衇，血理分衺行体者。从辰，从血。脉，衇或从肉。衇，籀文。"是"脉"为人体的"经脉"，其在人体具有运行血气以养全身的作用。经脉的变动，即为人体的疾病。人体有病，可参合在人体脉动部以手循按审察经脉的变动情况而诊断之。这种以手循按而审察经脉的变动，叫做"切脉"。切脉，又叫"切诊"，又叫"脉诊"，又叫"切脉诊"，是祖国医学的重要诊法之一。

因为"切脉"是一种"诊法",故"脉"字之义可引伸而为"诊"。在古代文献里,"脉"读"诊"义是屡见不鲜的,如《汉书·艺文志·方技略》说:"原诊以知政",《隋书·经籍志·医方》则谓"原脉以知政",是"脉"字之义同"诊"也;《史记·扁鹊仓公列传》所言"至今天下言脉者,由扁鹊也",即谓"至今天下言诊者,由扁鹊也";《素问·金匮真言论》所言"故善为脉者,谨察五藏六府,一逆一从……"者,即谓故善为诊者,谨察五藏六府,一逆一从……"也;《素问·示从容论》所言"臣请诵《脉经》上下篇,甚众多矣"者,即谓"臣请诵《诊经》上下篇,甚众多矣"也;《素问·疏五过论》所言"善为脉者,必以比类奇恒从容知之"者,即谓"善为诊者,必以比类奇恒从容知之"也,等等。

据上所述,"脉"字古可训"诊"义,当无庸置疑。此文"脉法"之"脉"字,只有训作"诊"字之义,其句始能与其前文相贯而理通。吴崐于此文注说:"脉法,犹言诊法也",这是很有见地的。考本段"夫精者,身之本也。故(冬)藏于精者,春不病温;夏暑汗不出者,秋成风疟"等文,根本未及于经脉和脉象,如将其下文"此平人脉法也"一句之"脉"字,释为"经脉"或"切脉诊",岂不是南其辕而北其辙、后之语而不符前之言哉?!无怪乎林亿等人谓"此平人脉法也"之文"与上文不相接"也。

现在本文"此平人脉法也"句中。"平人"、"脉法"之义已阐释清楚,这就可以明白地看出:本段文字中"夫精者,身之本也"两句,是"故(冬)藏于精者,春不病温,夏暑汗不出者,秋成风疟"等文的起句,说明精气是人身的根本，精气的藏泄，决定着人体的发病与否，"此平人脉法也"一句，是"故（冬）藏于精者，春不病温，夏暑汗不出者，秋成风疟"等文的结语，说明其文是辨别人体病与不病的诊法。

七

《素问·灵兰秘典论》说："黄帝问曰：愿闻十二藏之相使贵贱何如？岐伯对曰：悉乎哉问也，请遂言之。心者，君主之官也，神明出焉；肺者，相傅之官，治节出焉，肝者，将军之官，谋虑出焉；胆者，中正之官，决断出焉；膻中者，臣使之官，喜乐出焉；脾胃者，仓廪之官，五味出焉；大肠者，传导之官，变化出焉；小肠者，受盛之官，化物出焉，肾者，作强之官，伎巧出焉；三焦者，决渎之官，水道出焉；膀胱者，州都之官，津液藏焉，气化则能出矣。凡此十二官者，不得相失也。……"

按：此文对"心"、"肺"、"肝"、"胆"、"膻中"、"脾"、"胃"、"大肠"、"小肠"、"肾"、"三焦"、"膀胱"等，在前面"问"辞中称为"十二藏"，而在后面的"答"词中则称之为"十二官"。历代注家于此只谓"藏者，藏也"，"犹库藏之藏"，而"六藏六府"皆谓之"藏"。然均未释"十二藏"何以又称"十二官"，而"胆"、"胃"、"大肠"、"小肠"、"三焦"、"膀胱"等六府何以亦可称之为"藏"也。现在特就"藏"、"府"、"官"三字之义加以探讨，从而阐明此文"十二藏"之所以又称为"十二官"也。

考《灵枢·终始》说："阴者主藏，阳者主府……五藏为阴，六府为阳"，《素问·金匮真言论篇》

说:"言人身之藏府中阴阳,则藏者为阴,府者为阳,肝、心、脾、肺、肾五藏皆为阴,胆、胃、大肠、小肠、膀胱、三焦六府皆为阳。"是"藏"乃为人身中之"肝"、"心"、"脾"、"肺"、"肾"等,其性属"阴";而"府"乃为人身中之"胆"、"胃"、"大肠"、"小肠"、"膀胱"、"三焦"等,其性属"阳"。《灵枢·卫气》说:"五藏者,所以藏精神魂魄者也;六府者,所以受水谷而行化物者也",《灵枢·本藏》说:"五藏者,所以藏精神血气魂魄者也,六府者,所以化水谷而行津液者也",《素问·五藏别论》说:"所谓五藏者,藏精气而不写也,故满而不能实;六府者,传化物而不藏,故实而不能满也。"是"藏"的功能为"藏精气而不写",而"府"的功能则是"化水谷"、"行津液"、"传而不藏"也。《金匮要略·藏府经络先后病脉证》说:"问曰:寸脉沉大而滑,沉则为实,滑则为气,实气相搏,血气入脏即死,入府即愈,此谓卒厥,何谓也?师曰:唇口青,身冷,为入藏即死,如身和,汗自出,为入府即愈。"是"藏"、"府"为病在证候上各有不同而预后亦异也。上述"藏"、"府"的内容及其阴阳属性,功能活动和其为病的证候、预后,均表明了二字之义有别而不能相混。然《群经音辨·艸部》说:"藏,入也",而物入则为聚也;《广雅·释诂下》说:"府,聚也",而物聚则有入也。二字之义近。且《群经音辨·艸部》说:"藏,藏物之府也。"是"藏"可训为"府";《说文·广部》说:"府,文书藏也。"是"府"又可训为"藏"。此足证"藏"、"府"二字古可互训也。是以在医学典籍里,每有以"藏"字概诸"府"者,如本篇所谓"十二藏之相使"和《素问·六节藏象论》中所

谓"凡十一藏，取决于胆也"等文之"藏"字均概有
"府"在内；亦每有以"府"字概诸"藏"者，如
《素问·离合真邪论》所谓"调之中府，以定三部"和
马王堆医书《养生方》第一卷所谓"故能发闭通塞，
中府受输而盈"等文之"府"字均概有"藏"在内。
正因为"藏"、"府"二字古义可通，故有二字连用而为
叠词同义之"藏府"一词者，如《素问·玉机真藏论》
中所谓"著之玉板，藏之藏府"者是也。从而表明
"藏"、"府"二字之义，在古代文献里，是对文则有异，
散文则可通也。

　　《风俗通义·佚文·七》载："藏府……财货之所聚
也。"此"藏"、"府"二字均有"聚"义之又一证也。
至于"官"字，《说文·宀部》谓其"从宀，从自。自
自，犹众也，此与'师'同意。"《周易·师卦》象文
亦说；"师，众也。"其"众"在"宀"下，非"聚"
而何？是"官"有"聚"义，故其与"藏"、"府"之
字可通也。此文前言"十二藏"，后言"十二官"，其
义一也。所谓"十二藏"者，是指"心"、"肺"、"肝"、
"脾"、"肾"、"膻中"、"胆"、"胃"、"大肠"、"小肠"、"膀
胱"、"三焦"等"六藏六府"也；所谓"十二官"者，
亦是指上述"六藏六府"也。是"藏"字之义可概
"府"，"官"字之义亦可概"府"，而"藏"、"官"二字
之义可通也。

　　《广雅·释宫》说："馆，府，舍也。"其"馆"字
乃后出，古止作"官"。"官"训"舍"，"府"亦训
"舍"，二字义同，故《广雅·释宫》又说："府，官
也"，而此文于"胆"、"胃"、"大肠"、"小肠"、"膀胱"、
"三焦"等则均称为"官"，《灵枢·本输》则均称为

"府"，是"官"、"府"之义相通无疑，因而二字古常连用，如《周礼·天官冢宰·大宰》说："以治官府，以纪万民"，《墨子·尚贤中》说："收敛关市山林泽梁之利以实官府，是以官府实而财不散"等是其例。

然"官"、"府"二字之义训亦有不可相通者，如《孟子·万章下》说："心之官则思"，赵岐注："官，精神所在也，谓人有五官六府"。所谓"五官六府"者，乃指人身"心"、"肺"、"肝"、"脾"、"肾"等属"阴"之"五藏"和"胆"、"胃"、"大肠"、"小肠"、"膀胱"、"三焦"等属"阳"之"六府"。《脉经》卷一第七亦说："左主司官，右主司府"，"阴病治官，阳病治府"。此"官"、"府"二字对举，当亦指上述"五藏"与"六府"也。是"官"、"府"二字，亦散文则通，对文则异也。

八

《素问·六节藏象论》："肝者，罢极之本，魂之居也，其华在爪，其充在筋，以生血气，其味酸，其色苍，此为阳（当作"阴"）中之少阳，通于春气。"

按：此文"罢极之本"句之"罢极"一词，诸注似均不妥，马莳注说："肝主筋，故劳倦罢极，以肝为本"；张志聪注说："动作劳甚谓之罢，肝主筋，人之运动皆由乎筋力，故为罢极之本"，丹波元坚注引或者说："罢极，当作'四极'。四极，见《汤液醪醴论》，即言'四支'，肝其充在筋，故云'四极之本'也"；高世栻注说："肝者，将军之官，如熊罴之任劳，故为罢极之本。"然而，其"罢极"之词，如据马莳、张志聪注为"疲偻劳困"，固于字义可通，但于本节上下文例不合，如上文言"心者，生之本"，"肺者，气之本"，"肾者，封藏之本"（"封"字上原衍"主蛰"二字，今删），下文言"脾（此下原误有一"胃"字，今移于下段）者，仓廪之本"，俱为生理，独于此段言"肝"为"罢极之本"，是一病证，似不合文理，且谓肝为人体疲㑌劳困之本，则肝就成为对人体有害的东西了；丹波元坚注为"四肢"，考四肢为脾之所司而不为肝所主，如此，则与祖国医学理论不合；高世栻改"罢"为"罴"，注为"如熊罴之任劳"，尤属臆想之释，不足为训。

罢，原作"羆"。本节"罢极之本"的"罢"字，疑当为"能"字，而"能"字则当读为"耐"。

杨树达《词诠》说："能，外动词，与耐同"。在我国古代文献里，"能"字每有读为"耐"、而"耐"字多有作"能"者，如《汉书·食货志》说："能风与旱"，颜师古注："能读曰耐也"；《汉书·赵充国辛庆忌列传》说："汉马不能冬"，颜师古注："能读曰耐"，《汉书·爰盎鼂错列传》说："其性能寒"，颜师古注："能读曰耐，其下'能暑'亦同"，《荀子·正名篇》说："能有所合谓之能"，杨倞注："能当为耐"；本书《阴阳应象大论篇第五》说："能冬不能夏"、"能夏不能冬"，《甲乙经》卷六第七则作"耐冬不耐夏"，"耐夏不耐冬"；《灵枢·阴阳二十五人》说："能春夏，不能秋冬"，"能秋冬，不能春夏"，《甲乙经》卷一第十六则作"奈春夏，不奈秋冬"，"奈秋冬，不奈春夏"（奈即"耐"之借字），等等。

本节"罢极"的"罢"当为"能"字而读为"耐"，其"极"字则训为"疲困"。所谓"能极"，就是"耐受疲劳"。人之运动，在于筋力，肝主筋，而司人体运动，故肝为"能极之本"。后人不识"能"读为"耐"和"能极"之义，徒见古有"罢极"之词，遂于"能"上妄加"四"头而成"罷"（罢），今应改正。

九

《素问·汤液醪醴论》说："其有不从毫毛而生，五藏阳以竭也，津液充郭，其魄独居，孤精于内，气耗于外，形不可与衣相保，此四极急而动中。是气拒于内而形施于外……"

按： 此文乃论述肿病发生的机制及临床证候。然其所谓"五藏阳已竭也"句，诸注均释之为"阳气竭尽"，如马莳注说："帝言病有不从毫毛而生，非由于外而生于内，五藏阳气皆已竭尽，津液充溢皮肤发为肿胀"；张介宾注说："不从毫毛生，病生于内也。五藏阳已竭，有阴无阳也"；吴崑注说："五藏列于三焦，五藏阳已竭，是三焦无阳也"，等等。如此文"五藏阳已竭"之义，果为"阳气竭尽"，则下文所论治法"开鬼门"、"洁净府"以汗之泄之则不可理解矣，以汗、泄则阳更伤也。以，在古代诚可与"已"通，然亦可读若"为"，《经传释词》卷一引《玉篇》说："以，为也"，可证。此文"以"字正读若"为"。是"五藏阳以竭"者，乃"五藏阳为竭"也。而此文"竭"字，亦非"竭尽"之义，乃"阻塞"之义当读若"遏"。竭、遏二字俱谐"曷"声，例得通假。《墨子·修身》说："藏于心者无以竭爱"，于鬯《香草续校书》于此文注说："竭当读为遏，《诗·文王篇》：'无遏尔躬'，陆释云：'遏或作竭'，明'遏'、'竭'二字通用。《书·汤誓》

云：'率遏众力'，彼'遏'当读为'竭'，说见前校。
'竭'之读为'遏'，犹'遏'之读为'竭'矣……。
下文云'动于身者无以竭恭，出于口者无以竭驯'，两
'竭'字并当一例读'遏'。"是"竭"字古可通"遏"
无疑。这就表明此文"五藏阳以竭也"，可读为"五藏
阳为遏也"。《春秋·左昭二十年传》说："式遏寇虐"，
杜预注："遏，止也"；《说文·辵部》说："遏，微止也，
从辵，曷声"。是"遏"之为义，乃"阻止闭塞"，其
"竭"读为"遏"，故"竭"亦为"止塞"之义。《素
问·缪刺论》说："五络俱竭"，王冰注："阳气乱则五络
闭结而不通"，即本此义。其实，在古典医学著作里，
"竭"字读为"遏"而训"阻塞"之义并不是少见的，
如《素问·举痛论》所谓"阴气竭，阳气未入"者，
即是言"阴气遏，阳气未入"也；《金匮要略·五藏风
寒积聚病脉证并治》所谓"三焦竭部，上焦竭善
噫……下焦竭即遗溺失便"者，即是言"三焦遏部，
上焦遏善噫……下焦遏即遗溺失便"也。此文"五藏
阳以竭"，其阳气阻遏于内而不用，水气泛滥于皮肤，
"津液充郭"而为病肿也。

十

　　《素问·汤液醪醴论》："平治于权衡，去宛陈莝，
微动四极，温衣，缪刺其处，以复其形，开鬼门，洁净
府……"

　　按：此文是论述"津液充郭，其魄独居"的"水
肿病"治疗方法的。它首先提出了"平治于权衡"的
治疗原则，接着指出了各种具体治疗方法。其中"去
宛陈莝"之义，历代注释，颇有谬误，如王冰注说：

"去宛陈莝，谓去积久之水物犹如草茎之不可久留于身中也"；丹波元坚说："按《鸡峰普济方》引初和甫曰：'去宛陈莝，谓涤肠胃中腐败也'。"（宛，原误为"远"，今改）前者只谓"去积久之水物犹如草茎之不可久留于身中也"，未说明"去"水的具体方法，其意似谓连上句"平治于权衡"读，为治疗"水肿病"的一般原则；后者谓为"涤肠胃中腐败也"，似指从大便以攻去体内之积水，如《金匮要略·水气病脉证并治》所谓"病水，腹大，小便不利，其脉沈绝者，有水，可下之"之例，但均非本文原意。考"去宛陈莝"的"莝"字，《太素·知汤药》作"莖"，观王冰注文"犹如草莖……"句，似《素问》原文本亦作"莖"而被误为"莝"的。莖，古常写作"茎"而易误为"莝"，《医心方》卷八第八载："唐犀角汤"方中"紫苏茎"的"茎"就误为"莝"，可证。莖，杨上善注《太素·知汤药》不连"去宛陈"三字读而连下句，然亦不可卒读，笔者疑"莖"为另一句之字，其句因脱落太甚而只留下一"莖"字，故不可再为句。据此，则"去宛陈"三字本为一句。"去宛陈"者，谓除去其宛陈之物也，《灵枢·九针十二原》所谓"宛陈则除之"是也。宛，一作菀，又作郁，也作蕴；陈，指久旧。宛陈，指体内郁积陈旧之浊物，殆无疑义。然本节"去宛陈"之句，则非泛指一切疗法以排出体内浊物，而是指的一种具体治疗方法。根据马克思主义的观点，一定历史时期的文化艺术（包括语言文字），有一定历史时期的特点。《内经》的文字，还是用《内经》的内容去帮助理解才较为接近正确。《灵枢·小针解》说："宛陈则除之者，去血脉也"，什么叫做"去血脉"？《素问·针解篇》说得较清楚，它说："菀陈则出之者，去恶血也"，王冰注说："菀，积也。陈，久也。除，去也。言络脉之中血积而久者，针刺而除去之也"。杨上善注《太素·知汤药》也说："宛陈，恶血聚也。有恶血聚，刺去也"。这就充分表明本节所谓的"去宛陈"，是一种针刺络脉的放血疗法。针刺络脉放血治疗水肿病，这在《内经》里是有具体体现的，如《灵枢·水胀》说："黄帝曰：肤胀鼓胀可刺邪？歧伯曰：先写（同"泻"字）去胀之血络，后调其经，刺去其血络也"，《灵枢·四时气》说："风痄肤胀，为五十七痏，取皮肤之血者，尽取之"。本节"去宛陈"疗法，自被误解为药物攻水之法后，则针刺络脉放血治疗水肿病之法即被湮没无闻。在继承发扬祖国医学的今天，发掘出"去宛陈"这一针刺络脉放血治疗水肿病的方法，亦诚属水肿病者的一件幸事！

十一

《素问·脉要精微论》说："夫五藏者，身之强也。头者，精明之府，头倾视深，精神将夺矣；背者，胸中之府，背曲肩随，府将坏矣；腰者，肾之府，转摇不能，肾将惫矣；膝者，筋之府，屈伸不能，行则偻附，筋将惫矣；骨者，髓之府，不能久立，行则振掉，骨将惫矣。得强则生，失强则死。"

按：此文"夫五藏者，身之强也"之"五藏"二字，诸注多释为"心"、"肝"、"脾"、"肺"、"肾"的"五神藏"，如王冰注说："藏安则神守，神守则身强，故曰'身之强也'。……强谓中气强固以镇守也"；张介宾注说："此下言形气之失守，而内应乎五藏也。藏气充则形体强，故'五藏'为'身之强'。……藏强则气强故生，失强则气竭故死"；张志聪注说："此言四体百骸髓精筋骨亦皆由藏府之所资也……"等等，这都是望文生义，不足以为训也。考此段文字，实与上文"五藏者，中之守也。中盛气（《太素·杂诊》此句无"气"字）满，气胜伤恐者（《太素·杂诊》载此句止作"气伤恐"三字），声如从室中言，是中气之湿也；言而微，终日（此"日"字疑衍）乃复言者，此夺气也；衣被不敛，言语善恶不避亲疏者，此神明之乱也；仓廪不藏者，是门户不要也；水泉不止者，是膀胱不藏也。得守者生，失守者死"等为对文，上文言"中之守"，此文言"身之强"，上文言"中"，此文言"身"，"身"指"身形"，对"中"而言，则为"外"也，何得而扯上"五神藏"？观此段末文"得强则生，失强则死"之句，则此"身之强"的所谓"五藏"，明指此段文中所谓的"精明之府"、"胸中之府"、"肾之府"、"筋之府"、"髓之府"的"头"、"背"、"腰"、"膝"、"骨"也，换言之，此文"身之强"的所谓"五藏"，即指"头"、"背"、"腰"、"膝"、"骨"的"精明之府"、"胸中之府"、"肾之府"、"筋之府"、"髓之府"等五府也。其"五神藏"的"心"、"肝"、"脾"、"肺"、"肾"等不与焉。

　　细玩此段全文之义，首二句"夫五藏者，身之强也"，说明"头"、"背"、"腰"、"膝"、"骨"等五府为身形之"强"；从"头者，精明之府"至"骨将惫矣"等文，说明五府的位置、意义及其病变后的临床表现；末二句"得强则生，失强则死"为结语，说明"头"、"背"、"腰"、"膝"、"骨"等身形五府"强"的重要性。

是此文之所谓"五藏",乃指"精明之府"、"胸中之府"、"肾之府"、"筋之府"、"髓之府"等五府殆无疑义,故吴崑改此"五藏"之文为"五府"也。然则"藏"字之义古可训"府",是改字则又不必矣!

《群经音辨·艸部》说:"藏,藏物之府也"。此乃"藏"可训"府"之明证也。"藏"义训"府"而言"府"即可用"藏"字,故"胃"、"肠"、"膀胱"等"传化之府"在古文献上每有称之为"藏"者:《甲乙经》卷七第一上所载"三阳皆受病而未入于府者,故可汗而已"、《太素·热病决》所载"三经皆受病而未入通于府也,故可汗而已"之文,《素问·热论》则作"三阳经络皆受其病而未入于藏者,故可汗而已。"是《甲乙经》、《太素》所载"而未入于府"之"府",《素问》称其为"藏"也;《周礼·天官·冢宰·医师》说;"参之以九藏之动",郑玄注:"正藏五,又有胃、膀胱、大肠、小肠",贾公彦疏:"云……'正藏五'者,谓五藏肺、心、肝、脾、肾,并气之所藏,故得'正藏'之称,不数之者,上已有注云.'又有胃、膀胱、大肠、小肠'者,此乃六府中取此四者以益五藏为'九藏'也……"是《周礼·天官·冢宰·医师》以"胃"、"膀胱"、"大肠"、"小肠"并"肺"、"心"、"肝"、"脾"、"肾"均称之为"藏"也;《素问·灵兰秘典论》载黄帝问"愿闻十二藏之相使贵贱何如",其下歧伯答以"心"、"肺"、"肝"、"胆"、"膻中"、"脾"、"胃"、"大肠"、"小肠"、"肾"、"三焦"、"膀胱"等十二藏府的功能及其相互关系,是《素问·灵兰秘典论》以"胆"、"胃"、"大肠"、"小肠"、"三焦"、"膀胱"并"心"、"肺"、"肝"、"膻中"、"脾"、"肾"均称之为"藏"

也；《素问·六节藏象论》载黄帝问"藏象何如"，其下歧伯答以"心"、"肺"、"肾"、"肝"、"脾"、"胃"、"大肠"、"小肠"、"三焦"、"膀胱"的功能及其相通的时令后，结之曰"凡十一藏取决于胆也。"是《素问·六节藏象论》亦以"胃"、"大肠"、"小肠"、"三焦"、"膀胱"、"胆"并"心"、"肺"、"肾"、"肝"、"脾"均称之为"藏"也。

胆、胃、大肠、小肠、三焦、膀胱等六府，皆居于形体之内，故《灵枢·邪气藏府病形》称其为"内府"。然则其"府"居于身形之间者，似可称为"外府"矣！所谓"内府"可称作"藏"，已如上述，其居于身形之间的"头角"、"耳目"、"口齿"、"胸中"等亦可称为"藏"也，《素问·六节藏象论》说："故形藏四，神藏五，合为九藏以应之也"、《素问·三部九候论》说："故神藏五，形藏四，合为九藏"，王冰注并云："'形藏四'者，一'头角'，二'耳目'，三'口齿'，四'胸中'也。"可证。居于身形之间的"头角"、"耳目"、"口齿"、"胸中"等既可称之为"藏"，则其居于身形之间的"头"、"背"、"腰"、"膝"、"骨"等外之"五府"，此文称之为"五藏"亦宜矣。此文"身之强"的所谓"五藏"，实指其下"精明之府"、"胸中之府"、"肾之府"、"筋之府"、"髓之府"等"五府"，而绝对不是指所谓"五神藏"的"心"、"肝"、"脾"、"肺"、"肾"也。

另外，附带说几句。根据训诂学知识，在古文献上，"藏"、"府"二字是可以互训的，"藏"可训为"府"，"府"亦可训为"藏"，故合言"心"、"肝"、"脾"、"肺"、"肾"、"胆"、"胃"、"大肠"、"小肠"、"三焦"、"膀胱"时，既可概称其为"藏"，似乎亦可概称其为"府"。然对言"心"、"肝"、"肺"、"脾"、"肾"和"胆"、"胃"、"大肠"、"小肠"、"三焦"、"膀胱"时，则以其不同的阴阳属性和功能特点，分之为"五藏"和"六府"，其"藏"、"府"二者之义又是不容稍相淆乱矣。

十　二

《素问·玉机真藏论》："脾传之肾，病名曰疝瘕，少腹冤热而痛，出白，一名曰蛊。"

按：此文"少腹冤热而痛"一句，《甲乙经》卷八第一上作"少腹烦冤而痛"，是。其"烦冤"之词，《素问》一书屡有见用，如《阴阳应象大论》说："齿乾以烦冤腹满死"，《疟论》说："阴气先绝，阳气独发，则少气烦冤"，《气交变大论》说："岁木太过……体重烦冤"，"岁土太过……体重烦冤"，"岁金太过……则体重烦冤"，"岁水不及……烦冤"，《示从容论篇》说："肝虚、肾虚、脾虚，皆令人体重烦冤"、"咳嗽烦冤者，是肾气之逆也"，等等。然此"烦冤"之"冤"字，《内经》注家多读为"冤枉"之"冤"，误。考《说文·兔部》说："冤，屈也，从兔，从冖，兔在冖下不得走，益屈折也。"其"冤"乃"冤"之正体，而"冤"即"冤"之俗写。"冤"、"冤"形近，而字书又未收"冤"字，故"冤"即被误读作"冤"。然此"冤"字虽不见载于字书，只要根据古文字学的知识，按照古文字规律，考察一下其文字的组织结构，仍可得其可靠的声训。"冤"字"从宀"而"免声"，为"悗"之异体字，以"悗"字"从心"而亦"免声"也。《素问·阴阳应象大论》所载"齿乾以烦冤腹满死"之文,《太素》卷三首篇则作"齿乾以烦悗腹满死";《素问·示从容论》所载:"咳嗽烦冤者,是肾气之逆也"之文,《太素·脉论》则作"咳嗽烦悗,是肾气之逆"等等,亦为"冤"、"悗"二字古时可通之证。正由于"冤"、"悗"二字古时同声通用,故"烦冤"之词,在《灵枢经》一书中多作"烦悗",如其《四时气》中所谓"来(束)缓则烦悗",其《癫狂》中所谓"汗出烦悗",其《胀论》中所谓"四肢烦悗"等等,均是其例。

"悗"之为字,"从心"而"免声"。《礼记·檀弓上》说:"檀弓免焉",《礼记·檀弓下》说:"袒免哭踊",郑玄注并云:"免,音问",而《说文·口部》说:"问,讯也,从口,门声。"是"免"与"门"声近。如此,则"悗"字通"闷",以"悗"、"闷"二字俱"从心"而声又近也。《灵枢·寒热病》说:"舌纵涎下,烦悗,取足少阴",《灵枢·血络论》说:"发针而面色不变而烦悗者何也?"史崧释音并云:"悗,音闷";《癫狂》说:"骨癫疾者,顑齿诸腧分肉皆满而骨居,汗出烦悗",《甲乙经》卷十一第二载之作"骨癫疾者,颌俞分肉皆满而骨倨强直,汗出烦闷";《灵枢·热病》说:"热病先身涩,倚而热,烦悗",《甲乙经》卷七第一中载之作"热病先身涩,烦而热,烦闷",等等,均是"悗"与"闷"古通之证。是"烦悗"即"烦闷"也。《黄帝内经》中亦有写作"烦闷"者,《素问·刺热论》说:"心热病者,先不乐,数日乃热,热争则卒心痛,烦闷……",《灵枢·经脉》说:"足少阴之别……其病气逆则烦闷"是也。

冤,同"悗"。"烦冤"即"烦悗",亦即"烦闷"。

故上所引《素问·阴阳应象大论》中"齿乾以烦冤腹满死"之文,《甲乙经》卷六第七即作"齿乾以烦闷腹满死"。其实,"烦冤"之词,在我国古典文学著作里,亦每见有用之者,如《楚辞·九章·抽思》说:"烦冤瞀容,实沛徂兮",《楚辞·九章·思美人》说:"蹇蹇之烦冤兮,陷滞而不发"等。

冤,悗,字或作"鞔"。《吕氏春秋·孟春纪·重已》说:"胃充则中大鞔",高诱注:"鞔读曰懑"。《急就篇》卷四说:"消渴欧逆咳懑让",释音:"懑与闷同"。故"烦冤"、"烦悗"或"烦闷",又可写作"烦懑",如《史记·扁鹊仓公列传》说:"蹶上为重,头痛身热,使人烦懑",即是其例。

烦冤,即"烦懑"。《说文·心部》说:"懑,烦也,从心,从满";《汉书·司马迁传》说:"是仆终已不得舒愤懑以晓左右",颜师古注:"懑,烦闷也。懑,音满。"故"烦冤"又可写作"烦满"。《金匮要略·疟病脉证并治》中"阴气孤绝,阳气独发,则热而少气烦冤"之文,《备急千金要方》卷十第六载之即作"阴气孤绝,阳气独发而脉微,其候必少气烦满"。《素问》中亦每有写作"烦满"者,其《热论篇》说:"故烦满而囊缩","则头痛口乾而烦满",其《评热病论》说:"有病身热汗出烦满,烦满不为汗解",其《逆调论篇》说:"为之热而烦满者",其《痹论篇》说:"肺痹者,烦满,喘而呕"等等是也。

综上所述,则"烦冤"、"烦悗"、"烦懑"、"烦满"、"烦闷"同,其义皆为烦乱闷满之证候也。

十 三

《素问·宝命全形论》说："夫盐之味碱者，其气令器津泄。弦绝者其音嘶败，木敷者其叶发，病深者其声哕。人有此三者，是谓坏府。

按：此文"木敷者其叶发"之句，张志聪注谓"如木气敷散，其叶蚤发生"，乃随文为释，其义为误；而王冰、马莳、张介宾、高世栻等注虽有合此文之义，然于此文"敷"、"发"两个关键性之字，或释而无当，或混而不释，亦属未妥；惟张琦注谓"敷当作陈，发当作落"，主张改"敷"为"陈"而改"发"为"落"，这是本于杨上善《太素》之文，然而此"敷"、"发"二字均未误，改文则又不必矣。

考《太素·知针石》载此文作："木陈者，其叶发落"。敷，在古代义可训"陈"，《尚书·舜典》说："敷奏以言"，孔安国传："敷，陈（也）"，可证。《素问》此文"敷"字即训"陈"。是"木敷者"即谓"木陈者"。惟此所训之"陈"，非"陈设"之"陈"，乃"陈久"之"陈"也。《素问·针解》说："菀陈则除之者，出恶血也"，王冰注："陈，久也"；《素问·奇病论篇》说："治之以兰，除陈气也"，王冰注："陈，谓久也"；《尔雅·释诂上》说："矢，陈也"，郝懿行义疏："古者'陈'、'田'声同，其字通用。……《说文》云：'田，陈也'。盖'田'有行列，又以陈久为良，故'畞'字从田从久，是'陈'又为'久'矣。"都说明'陈'有"久旧"之义。木陈旧则枯朽而其叶不著矣，故下文曰"其叶发"。所谓"其叶发"者，即"其叶废"也。"发"、"废"二字古同声而通用，如《墨子·

非命上》说:"废以为刑政",《墨子·非命中》则作"发而为刑";《荀子·礼论篇》说:"夫昏之未发齐也",杨倞注引《史记》则作"夫昏之未废齐也",《素问·大奇论》说:"男子发左,女子发右",《外台秘要·风偏枯方二首》中则引作"男子则废左,女子则废右",等等,均是"废"、"发"二字通用之例。《尔雅·释诂下》说:"废,舍也",郝懿行义疏:"废与发通,《方言》云:'发税舍车也',以'舍车'为'发','发'即'废'也。《庄子·列御寇篇》云:'曾不发药乎',《列子·黄帝篇》作'曾不废药乎'。是'废'、'发'古字通。发之与废,义若相反,而实相成。"王念孙《广雅·释诂》"废,置也"条下疏证也说:"发与废声近而义同"。是此文"其叶发"读为"其叶废"无疑。废,《尔雅·释诂下》训为"舍也",《广雅·释诂》训为"置也"。"舍"同"捨",捨置,犹"委弃"也,故《太素·知针石》所载此文"发"下有"落"字而作"其叶发落"。其叶发落,即"其叶废落"。其叶废落,始与上"其音嘶败"之句同一文例;然再据此两句之文例之,则下文"其声哕"之句下,当据《素问·三部九候论》中"若有七诊之病,其脉候亦败者死矣,必发哕噫"之文补一"噫"字而作"其声哕噫"之句,则义通而文句齐矣。

十 四

《素问·逆调论》说:"黄帝问曰:人身非常温也,非常热也,为之热而烦满者何也?岐伯对曰:阴气少而阳气胜,故热而烦满也。"

按:《甲乙经》卷七第一上载此文,无"为之热"

三字，非，观下文"故热而烦满也"句的答辞中有"热"字，可证。此文"人身非常温也，非常热也"之句，诸注多略而未释，惟王冰注谓"异于常候，故曰非常"。他把这里"常"字释为"非常"之"常"，把这里"非"、"常"二字释为"异乎寻常"的"非常"一词，这就使此文"非常温也，非常热也"之义，成为"特别的温，特别的热"了。既然"人身"是"特别的温，特别的热"，其病情"热而烦满"证候就是自然的了，何必来一个"何也"的问辞？又何必来一个"阴气少而阳气胜，故热而烦满也"的答辞？根据此段文字的语句文法，参以医学之理，此文的"常"字不是"非常"之"常"，其"非"、"常"二字也不能连用成为一个词。考：常，即"裳"字，为"衣裳"之"裳"，故《灵枢·刺节真邪》说："常不得蔽"，《甲乙经》卷九第十一作"裳不可蔽"；《素问·风论》说："衣常濡"，王冰注作"衣裳濡"；《墨子·经说上》说："库区穴若斯貌常"，于鬯《香草续校书·墨子二》谓其"常即裳字"。是"常"即为"衣裳"的"裳"字无疑。《说文·巾部》说："常，下帬也，从巾，尚声。裳，常或从衣。"又说："帬，下裳也，从巾，君声。裠，帬或从衣。"《说文》"常"、"帬"二字互训，故颜师古注《急就篇》卷二"袍襦表里曲领帬"句说："帬即裳也"。《说文》于"常"字训"下帬"，于"帬"字训"下裳"，是"裳"乃人体所穿之"下服"即"身半以下之服装"也。《春秋·左桓十二年传》说："得其甲裳"，杜预注："下曰裳"；《春秋·左宣二年传》说："带裳幅舄"，杜预注："衣下曰裳"等，亦可证其"裳"为人体所穿之"下服"。然"衣下"曰

"裳"，则"裳上"即为"衣"矣，故《骈字分笺》卷上引《诗·绿衣》传文说："上曰衣，下曰裳"。

据上所述，《素问》此文"人身非常温也，非常热也"的"常"字，亦即"衣裳"的"裳"字，观其下文"人身非衣寒也"的"衣"字亦可证。上文"人身非常温也"句作"常"，下文"人身非衣寒也"句作"衣"，二字为相对为文，正与《太玄经·戾》中"颠衣倒裳"，《西京杂记》卷上"金为衣兮菊为裳"同例。

人之所穿衣裳，分言之，则上曰"衣"，下曰"裳"，合言之，则统称之曰"衣裳"，且"裳"亦可概"衣"，"衣"亦可概"裳"。此文"人身非常温也，非常热也"的"常"字，非专指人之"下服"，而实概有"衣"；下文"人身非衣寒也"的"衣"字，亦非专指人之"上服"，而实概有"常"，故于鬯《香草续校书·素问》于此谓"此言裳，下文言衣，变文耳"。

此文"常"字为"衣裳"之"裳"，作"穿的衣裳"讲。其"人身非常温也，非常热也"之文，是说"人身不是穿的衣裳温"，也"不是穿的衣裳热"。正因为"人身不是穿的衣裳热"却又有"热而烦满"之象，所以此文才有"为之热而烦满者何也"的发问，否则，其所问则无谓矣！

十　五

《素问·举痛论》说："热气留于小肠，肠中痛，瘅热焦渴，则坚干不得出，故痛而闭不通矣。

按：此文"肠中痛，瘅热焦渴"句的"痛"字为衍文，当删去，作"肠中瘅热焦渴"，《太素·邪客》载此文无"痛"字，可证。然其"瘅热焦渴"之义，诸注俱随文敷衍，未详其义，故不知其解究若何？惟张琦注谓"惟闭不通属热，外症必焦渴也。"把"焦渴"释为人体疾病之"外症"，乃指"舌干口渴"，为疾病的一个临床证候，似不符合此文本义。细玩此"热气留于小肠，肠中瘅热焦渴，则坚干不得出，故痛而闭不通矣"之全文，则清楚地看到此文是说"热气停留在小肠，则小肠中瘅热之气太盛，使其津液焦渴而致糟粕坚硬干结不能从肛门排出，故气机壅遏，不通则痛，从而表现出腹部胀痛而大便闭塞不通之证"。此文论述的次序明明是：首述病因，病位，次述病机，后及临床证候，何能将"焦渴"释为"舌干口渴"的"外证"？热在小肠未及胃府而为"腹痛便闭"者何必定见"舌干口渴"？殊不知古代"口渴"之"渴"字作"潒"，而"渴"之本训为"尽"。《说文·水部》说："渴，尽也，从水，曷声"；《广韵·入声·十七薛》说："渴，水尽"；《群经音辨》卷四说："渴，水空也"等，均训"渴"义为"尽"也。

渴，今字通作"竭"。《墨子·亲士》说："是故谿陕者速涸"，毕沅注："涸，渴也"；《礼记·月令》说："水始涸"，郑玄注："涸，竭也"。这里毕沅注《墨子·亲士》中"涸"训"渴"而郑玄注《礼记·月令》中"涸"训"竭"，是"渴"与"竭"可通，盖以训"尽"之"渴"今通作"竭"也。《墨子·大取》说："以死亡之体渴兴利"，毕沅注："《说文》云：'渴，尽也'。……今经典多以'竭'为'渴'。"《广雅·释诂》说："渴，尽也"，王念孙疏证："渴，今通作'竭'。"是"渴"字古训"尽"而今通作"竭"，则此文"焦渴"即当读"焦竭"矣，《太素·邪客》载此文正作

"焦竭"。既读"焦竭",则其义即为"肠中津液枯涸"而绝非"舌干口渴"之"外证"也。《诸病源候论·解散病诸候·解散渴候》中所载"津液渴燥"之语,亦是谓"津液枯涸燥竭"而与其下文"故渴而引饮也"句中的"渴"字异义也。

古时训"尽"之"渴"字,今通作"竭"。其"竭"字训"尽"之义兴而"渴"字之义又转为"口渴"之义,成为"潎"字之今文。于是,"渴"为"口渴"之义起而为"空尽"之义废,从而"潎"之一字亦弃而不用矣!明、清之际的《内经》注家,多不识此古文字义训的演变情况,故其释每有谬误,只于此"渴"字之解即可见一斑。

十 六

《素问·脉解》说:"所谓甚则跃者,九月万物尽衰,草木毕落而堕,则气去阳而之阴,气盛而阳之下长,故谓跃。"

按:此文载于《脉解》之篇,其《脉解》篇名,在《太素》书中名之为"经脉病解",是其内容乃解释经脉病证的,从而表明此文"跃"字为一病证名词无疑。然则"跃"之为证若何?高世栻注谓"跃者,少阳枢转之象"。"枢转"非病态,似未是。考:《广雅·释诂》说:"跃,跳也",《广韵·下平声·三萧》说:"跳,跃也",《列子·汤问》说:"有遗男始龀,跳往助之",张湛注:"音调,跃也"。是"跃"、"跳"二字古互训,所以诸注均以"跳"、"跃"二字连用,如王冰注:"亦以其脉……循足跗,故气盛则令人跳跃也",马莳注:"阳气盛于阴分,而长于下体,故盛则为跳跃耳",张介宾

注："其有病为跳跃者，以足少阳脉下出足之外侧，阴覆于上，阳鼓于下也"，张志聪注："阳气入之于下，而仍欲上长，故病多跳跃也"等等。细玩诸注所谓"跳跃"之义，盖指"跳高"、"跳远"之"跳"，俗之所谓"蹦"耳，或谓之"蹦跳"是也，与杨上善在《太素·经脉病解》中注此文所说"跃，勇动也"之义相同。蹦蹦跳跳，不是病证，故非此文"跃"字之义。

"跃"训"跳"，已见上述。《灵枢·经筋》中有"脚跳坚"一证，是"跳"为"脚病"。《荀子·非相篇》说："禹跳"，杨倞注："《尸子》曰：禹之劳，十年不窥其家，手不爪，胫不生毛，偏枯之病，步不相过，人曰禹步"，《尚书大传·略说》说："禹其跳。……其跳者，踦也"，郑玄注："踦，步足不相过也"。其，古通"綦"，《广雅·释诂》说："綦，尻，蹇也"，王念孙疏证："《昭二十年谷梁传》云：两足不能相过，齐谓之綦……"。禹劳苦治水十年，常以水为事，故为水湿所伤而身病偏枯，正是《庄子·齐物论》所谓"民湿寝则腰疾偏死"者也。偏枯之病，一脚失其常用，行走则步不能相过而成《尸子》所谓"禹步"、《荀子》所谓"跳"、《尚书大传》所谓"其跳"之证。然禹病之"跳"，当为"跳跛"，殆即《素问·通评虚实论》中所谓"跖跛"是也。《说文·足部》说："跛，行不正也"，《群经音辨》说："跛，偏任也"，《礼记·礼器》说："有司跛倚以临祭"，郑玄注："偏任为跛"。禹病偏枯，一脚伤而失用，一脚健而独任，故其"跳"为"偏任"而"行不正"之"跳跛"也。"跳"字虽可训为"躍"，但"跳跛"之"跳"则非此文之所谓"躍"证，因上文已有"偏虚为跛"之证，如此文"躍"字释为"跳跂",则证既嫌重复,且又不类"草木毕落而堕"之象。

《说文·足部》说:"跳,蹶也",《广雅·释诂》说:"蹶,跳也"。《说文》训"跳"为"蹶"者,以跳起者易致颠蹶;《广雅》训"蹶"为"跳"者,以颠蹶者每先跳起也。"跳"、"蹶"二字,义有相因,故在古时可互训。

《孟子·离娄上》说:"《诗》曰:天之方蹶,无然泄泄",朱熹注:"蹶,颠覆之意"。"蹶"有"颠覆"之意,故《说文·足部》说:"蹶,僵也",《战国策·齐二·孟尝君在薛》说:"颠蹶之请,望拜之谒,虽得则薄矣",鲍彪注:"蹶,僵也"。僵仆倒地,在常人多为不慎而失足所致,故《广韵·入声·十月》说:"蹶,失足"。是"蹶"乃"失足而颠覆倒地",即今之所谓"跌倒"、"摔交",俗语所谓"栽跟头"也。《方言》卷十三说:"跌,蹙也",郭璞注:"偃地也",戴震疏证:"蹶、蹙同"。所谓"偃地",亦即"僵仆倒地"。蹶为颠蹶,跌为跌仆,二字义同,故可连用而作"跌蹶"。人体行走偶尔跌蹶为失足,如常发生跌蹶则为病候矣。跌蹶为人体倒仆,有堕落之象,始与"草木毕落而堕"合。跌蹶,在《金匮要略》第十九篇中有其病。

十 七

《素问·骨空论》说:"……灸之不已者,必视其经之过于阳者,数刺其俞而药之。"

按:此文"数刺其俞而药之"句,王冰未释,马莳释以"数刺其俞而用药以调治之",遂将此句所论述的治疗变成了"针刺"和"用药"两法。一人倡之,众人和之。于是，诸家均沿其意而注之，如张介宾注说："刺可写其阳，药可调其阴，灸之不已，当变其治法如此"，张志聪注说："故当视其经之过于阳者之处，数刺其俞而泄之，使阴藏之毒与阳相绝，而再饮以解毒之药治其阴"，等等。真是望文生训，莫此为甚！如果按照诸家的这种注释，此文即为"频频针刺其俞穴而用药物治疗"。如此，则于文欠通矣。其实，此文"药"字，当读如《太玄经·养》注所说"如毒疾之发而不可救药也"的"药"字，通"疗"，作"治病"讲，《诗·大雅·板》说："不可救药"，《春秋·左襄二十六年传》说："不可救疗"，可证。

《申鉴·俗嫌》说："药者，疗也，所以治病也，无疾则无药可也。肉不胜食气，况于药乎?"《说文·艸部》说："药，治病艸，从艸，乐声"。是"药"之为义本谓"治病草"，治病之草称"药"，药物可以治病，故"药"字之义又转而为"治"义。《荀子·富国篇》说："彼得之不足以药伤补败"，杨倞注："药，犹'医'也"；《孔子家语·正论解》说："不如吾所闻而药之"，王肃注："药，治疗也"。是"药"字即为"医治"之义。药，一作"瘵"，《说文·病部》说："瘵，治也，从病，樂声。疗或从尞"，《说文通训定声·小部》说："瘵，疗，治也，从病，樂声，或从尞声，谓治病"，《广韵·入声·十九铎》说："瘵，治病"。药，又作"樂"，《群经音辨·木部》说。"樂，治也"，注"音疗，《诗》:'泌之洋洋，可以樂饥'。"

"药"与"疗"通而训"治"，这在古代文献中每有用之者，如《墨子·非攻》中所谓"譬若医之药人之有病者然"者，即言"譬若医之治人之有病者然"

也；《墨子·非攻下》所谓"此譬犹医之药万有余人"者，即言"此譬犹医之治万有余人"也；《素问·四气调神大论篇》所谓"夫病已成而后药之"者，即言"夫病已成而后治之"也，是则《素问·骨空论》此文所谓"数刺其俞而药之"者，亦即"数刺其俞而治之"也。

十八

《素问·调经论》说："寒湿之中人也，皮肤不收，肌肉坚紧，荣血泣，卫气去，故曰虚，虚者，聂辟气不足，按之则气足以温之，故快然而不痛。"

按：此文"皮肤不收"一句，吴崐注谓"不收者，肌肤虚浮不收敛也"；张介宾注谓"凡寒湿中人，必伤卫气，故皮肤不收而为纵缓"；高世栻注谓"其寒湿之中人也，在于皮肤肌肉之间，故皮肤不收……。不收，汗出而不闭密也"。然考《灵枢·岁露论》说："寒则皮肤急而腠理闭"。此文"寒湿中人"的所谓"皮肤不收"之证，吴崐释为"肌肤浮虚"，张介宾释为"皮肤纵缓"，高世栻释为"汗出而不闭密"，均与"寒主收引凝敛"之性不合，且与下句"肌肉坚紧"之证相反，故丹波元简谓"《甲乙》、《太素》近是"。然丹波亦未阐明本节"皮肤不收"之义。考杜预注《春秋·左成八年传》说："不，语助"，于鬯校《晏子春秋·外篇》说："不，语辞"。"不"之一字，古代多有用作语助词而无义者，如《尚书·西伯戡黎》说："我生不有命在天"，孔安国传："言我生有寿命在天"；《战国策·秦策》说："楚国不尚全事"，鲍彪注："不尚，尚也"；《孟子·滕文公上》说："不亦善乎"，赵岐注："不亦者，

亦也";《礼记·中庸》说:"不显惟德",郑康成注:
"不显,言显也"等等均是。《小尔雅·广训》亦谓
"不显,显也;不承,承也"。"不"为语助词,无义,
则本节"皮肤不收"即为"皮肤收"也,故《甲乙
经》卷六第三、《太素·虚实所生》均止作"皮肤收"
而无"不"字。皮肤收,始与"寒性收敛"之义合,
太阳伤寒则恶寒发热身痛而无汗即是明证。本节"皮
肤不收",与《四气调神大论》所载"恶气不发"之句
同一文例。此"皮肤不收"为"皮肤收",彼"恶气不
发"即为"恶气发"也,故《太素·顺养》载其句止
作"恶气发",无"不"字。惟其"恶气发",则出现
"风雨不节,白(疑为"甘"字之误)露不下"而导
致万物"菀藁不荣"。故王冰以下注皆误。

十 九

《素问·六元正纪大论》说:"太阳所致为寝
汗、痉。"

按: 此文所述"寝汗"一证,诸注多限释为"盗
汗",如王冰注说:"寝汗,谓睡中汗发于胸嗌颈掖之间
也,俗误呼为盗汗";马莳注亦说:"寝汗,盗汗也"等
等。然"太阳所至"而为出的"汗"证,未必皆是
"盗汗",因而此文"寝汗"一词之义,就未可定其全
为"盗汗之证"。考"寝汗"一词,在《黄帝内经》
一书里,亦见于《素问·藏气法时论》中,惟彼"汗"
下多一"出"字。该篇说:"肾病者……寝汗出",新校
正注《素问·气交变大论》引其文"肾病者……寝汗
出",《素问·气交变大论》亦说:"岁水太过……寝汗
出"。是"寝"、"寝"二字古可通假,《太玄经·敛》

说："墨敛鐵鐵，寝我匪贞"，注："王本'寑'作'寝'。"寑，又作"寢"，即"寢"字，亦是"寑"、"寝"二字古通用之证。

《素问》此文"寝"字，当读作"寑"。所谓"寝汗"者，乃言"寑汗"也。然则何谓"寑汗"？《广雅·释诂》说："寑，瀸也"，《广韵·上声·四十七寑》说："寑，渍也"。"瀸"、"渍"字同，见《方言》卷七"泷涿谓之霑瀸"条下戴震疏证。《汉书·五行志》说："其后寑盛"，《汉书·律历志下》说："恩爱寑薄"，颜师古注并说："寑，古'浸'字"，《广雅·释诂》王念孙疏证亦说："寑与浸同"。是"寑"、"浸"字同，古作"寑"而今作"浸"也，故"寑"训"渍"而"浸"亦可训为"渍"，《淮南子·原道训》说："上漏下湿，润浸北房"，许慎注："浸，渍也"。"浸"可训"渍"亦可训为"渐"，《广雅·去声·五十二沁》说："浸，渍也，渐也"是其例。"渐"亦训为"渍"，《荀子·劝学篇》说："兰槐之根是为芷，其渐之滫……"，杨倞注："渐，渍也"，《太素·五藏痿》说："有渐于湿"，杨上善注："渐，渍也"。此"渍"字为"浸润濡湿"之义。是故"寑汗"者，浸汗也，渍汗也，浸渍而汗也，谓津液浸渍而出为汗其身浸湿濡渍而甚也。寒水太盛，阳气不治，失其固护之权，以致津液外出而为汗，何必定在睡中而出？王冰等惟注其为"盗汗"，其义似嫌狭隘之甚！

二 十

《素问·示从容论》说："……雷公曰：臣请诵《脉经上下篇》甚众多矣，别异比类，犹未能以十全，又安足以明之？”

按：此文“脉经”二字为一古书名殆无疑义，然其内容是统言诊法抑是专论切脉之诊，王冰、吴崑等则随文敷衍，不明其义，而高世栻谓“即《灵枢经》”，乃妄为之说，一看即知其误，张志聪释之为“经脉”，亦误，惟张介宾谓“意即《脉要精微》、《平人气象》等论之义”，似指“切脉诊”，颇为似是而非。其实，此“《脉经》”之名，意即为“《诊经》”。现在这里就来考察这一问题：

（一）首先，此文所谓“《脉经上下篇》”一书，又叫“《上下篇》”，其下所载“子言《上下篇》以对”之文是其证；又叫“《上下经》”，《素问·阴阳类论》说：“帝曰：却念《上下经》阴阳从容……”，王冰注：“帝念《脉经上下篇》阴阳从容……”，可证。其《脉经》之书有“上篇”、“下篇”，故又分别称之为“《上经》”、“《下经》”，《素问·疏五过论篇》所谓“上经下经，揆度阴阳……”者是也。

关于《上经》、《下经》两篇，《素问·病能论篇》概括地指出了其内容：“《上经》者，言气之通天也；《下经》者，言病之变化也。”这个概括，和《素问》其他篇中所引《上经》、《下经》文字的内容是完全吻合的，如《素问·气交变大论》所载“《上经》曰：‘夫道者，上知天文，下知地理，中知人事，”；《素问·痿论》所载“……故《下经》曰：‘筋痿者，生于肝使内也’，‘……故《下经》曰：‘肉痿者，得之湿地也’；‘……故《下经》曰：‘骨痿者，生于大热也’。”以及《素问·逆调论篇第三十四》所载“《下经》曰：‘胃不和则卧不安’。”等等均未言及“脉”。其《脉经上下篇》之书虽已早佚，但据上述《素问》所引该书之片断文字，亦足以表明这个《脉经上下篇》的内容不是专论切脉诊的。

（二）其次，此文下面的大量文字，前面部分论述了几个不同和类似的脉象，后面的较多文字则主要是记载了黄帝、雷公二人讨论了两个病案。这两则病案的讨论文字，论述的完全是证脉合参及其病证机制，后一则还言及了治疗。这就也充分地说明了《脉经上下篇》的内容不是专论切脉诊的。

（三）再次，上述两点，有力地表明了《脉经上下篇》的内容不是专论切脉诊，而还有其他诊法在内。因而，《脉经上下篇》的"脉"字不能读为"切脉"的"脉"，而是应该训为"诊"义。在我国古代文献里，其"脉"字之义可训为"诊"，我已在《素问·金匮真言论》中"……此平人脉法也"下对此作过详细论述，兹不再赘。正因为"脉"字古代义可训"诊"，故此文在讨论了两则病案已后，而最后结之曰"明引比类从容，是以名曰《诊经》，是谓至道也。"此篇前文曰"《脉经》"，后文曰"《诊经》"，是其书名为"《脉经》"者，其义即为"《诊经》"也。

二十一

《灵枢·本输》说："肺合大肠，大肠者，传道之府；心合小肠，小肠者，受盛之府；肝合胆，胆者，中精之府；脾合胃，胃者，五谷之府；肾合膀胱，膀胱者，津液之府也。少阳属肾，肾上连肺，故将两藏。三焦者，中渎之府也，水道出焉，属膀胱，是孤之府也。是六府之所与合者。"

按：此文"少阳属肾，肾上连肺，故将两藏"三句之意是谁将两藏？何以为"将"？将何两藏？从前之注有谓是"肾"将领"三焦"和"膀胱"者，有谓是"肾"将领"三焦"和"肺"者，前者如马莳、张介宾，后者如张志聪。张介宾说："三焦为中渎之府，膀胱为津液之府，肾以水藏而将水府，理之当然，故肾得兼将两藏"；张志聪注说："一肾配少阳而主火，一肾上连肺而主水，故肾将两藏也。"其张介宾释为"肾"将"三焦""膀胱"，既遗于"肺"，于文字又未通；张志聪释为"肾"将"三焦"和"肺"，于此文原义亦未为得。

考此三句文字，原有错简，其"少阳属肾"一句，《甲乙经》卷一第三、《太素·本输》均作"少阴属肾"。其"肾上连肺"一句的"肾"字为衍文，《甲乙经》卷一第三止作"上连肺"，无"肾"字，可证。这样校正后，其文就是"少阴属肾，上连肺，故将两藏"。故，是一个承接释词，犹今之"所以"。将，《孟子·万章下》说："以君命将之"，赵岐注："将者，行也"；《尚书·胤征》说："奉将天罚"，孔安国传："将，行也"；《荀子·解蔽篇》说："作之则将"，杨倞注："将，行也"；《孔子家语·冠颂》说："礼以将之"，王肃注："将，行也"；《广雅·释诂》也说："将，行也"。是"将"可作"行"字解。因此，本文"少阴属肾，上连肺，故将两藏"，其义本自清楚，就是说的少阴经脉归属于肾而上连于肺，所以它的经气行于肾、肺两藏，和《灵枢·经脉》所谓"肾足少阴之脉"、"属肾"、"入肺中"之文同义。这从《素问·水热穴论》中"少阴者，冬脉也，故其本在肾，其末在肺"之文亦可

67

得到理解。其实，这三句的前后文，从"肺合大肠"句起，至"是六府之所与合者"句止，是论述"六府之所与合"的。这三句插入中间，与前后文均不相属，实为他篇之文错简在此。注家不知，每将这三句与其前后文拉扯在一起，混加注释，故愈注而愈晦。古人说："书不校勘，不如不读"。此话虽嫌言之过甚，然对于阅读古书说来，亦颇有一些道理在焉。

二十二

《灵枢·邪气藏府病形》说："脾脉……滑甚为㿗癃"，"肾脉……滑甚为癃㿗"。

按：此文于"脾脉滑甚"曰"㿗癃"，于"肾脉滑甚"曰"癃㿗"，若乎二病，实则一也。"癃㿗"者，"㿗癃"也；"㿗癃"者，"癃㿗"也。其病虽有"在脾"、"在肾"的不同，然其却皆为"㿗癃"之病。何谓"㿗癃之病"？历代注释均误将其析之为二，说"㿗"为"㿗疝"、"癃"为"癃闭"，如马莳注说："脾得滑脉而甚，则为㿗疝，为癃溺"，"肾得滑脉而甚，则肾邪有余当膀胱闭癃癃及成㿗疝也"；张志聪注说："脾为阴湿之土，湿热则为疝㿗，为小便闭癃"，"肾有热则为小便闭癃，为睾丸肿㿗"，惟张介宾"脾脉滑甚……故为㿗癃疝"之注较确，但其注"肾脉……滑甚为癃㿗"，亦说"癃，小便不利也；㿗，疝也"却又误矣。㿗，亦作"頽"，作"癫"，又作"陨"。《广韵·上平声·十四皆》、《小学钩沈》卷二并说："㿗，阴病"；《群经音辨》卷三说："頽，委也"，《尔雅·释诂上》说："虺頽，病也"，郝懿行义疏："頽，《诗》作'陨'"；《说文·𨸏部》说："陨，下队也"（"队"即"坠"正字，见《墨子·七患》"队其子于井中"句下毕沅注),《汉书·食货志上》说:"因隤其土以附苗根",颜师古注亦谓"隤谓下之也,音颓"。是"癀"乃"委弃不用"而"纵缓下坠"的"阴病",殆即杨上善所谓"丈夫小腹中有块,下冲阴痛"和王冰所谓"睾垂纵缓"的"𤺄疝"是也,故《释名·释疾病》说:"阴肿曰隤,气下隤也,又曰疝,亦言诜也,气诜诜引小腹急痛也。"

癃,一作"瘙",籀文作"瘁",其义本可训为"小便不利"即读为"癃闭"之"癃",但这里"癃"字与"癀"字连用,构成了"癃癀"或"癀癃"之词,就不当释为小便不利而只能训为"罢癃"之"癃"了。在《素问·脉解》中有"𤺄癃疝"之文,如释"癃"为"小便不利"而夹杂于"𤺄"、"疝"二字之间,则其义为不顺而其文亦拙矣。"癀癃"之为词与"𤺄癃疝"之为词义同。"癃"为"罢癃"之"癃",而"罢癃"之词,每见于古文献中,如《史记·平原君虞卿列传》说:"臣不幸有罢癃之病",《云梦秦简》说:"罢癃守官府"等即是其例。然则何为"罢癃"?段玉裁《说文解字注》说:"病当作癃罢者,废置之意。凡废置不可事事曰罢癃,《平原君传》躄者自言'不幸有罢癃之病'。然则凡废置皆得谓之罢癃也。"其"罢癃"之义为"废置"而"癃"之为字亦"废弃"之义也。《说文·疒部》说:"癃,罢也"("罢"、"疲"同,见《战国策·周策》"韩氏罢于兵"句下鲍彪注),《汉书·高帝纪下》说:"年老癃病勿遣",颜师古注:"癃,疲病也",《淮南子·览冥训》说:"平公癃病",许慎注:"癃病,笃疾",《急就篇》卷四说:"笃癃痕疲迎医匠",颜师古注:"笃,重病也;癃,疲病也",《周礼·地官司徒·小司徒之职》说："以辨其贵贱老幼废疾，"郑注："废疾，言癃病也"。是病至疲笃痼废为"癃"。癀为前阴病疝而其势委废纵缓，故曰"癀癃"，或如《素问·脉解》称之曰"颓癃疝"也。

二 十 三

《灵枢·根结》说："太阳根于至阴，结于命门；命门者，目也。阳明根于厉兑，结于颡大；颡大者，钳耳也。少阳根于窍阴，结于窗笼；窗笼者，耳中也。"

按：此文"结于命门；命门者，目也"之"命门"一词，亦见于《灵枢·卫气》"太阳之本，在跟以上五寸中，标在两络命门；命门者，目也"，"手太阳之本，在外踝之后，标在命门之上一寸也"和《素问·阴阳离合论》"太阳根起于至阴，结于命门"等文。然"两目"何以名之曰"命门"，张志聪注谓"命门者，太阳为水火生命之原，目窍乃经气所出之门也"，随文敷衍，殊为无当；马莳于《灵枢·卫气》"标在命门之上一寸也"句下注谓"标在命门之上一寸，疑是督脉经命门上，即十三椎悬枢"，把此文"命门者，目也"之"命门"，误指为人体第十四椎下之"命门穴"，实属荒唐之至；惟王冰于《素问·阴阳离合论》"结于命门"之下注谓"命门者，藏精，光照之所，则两目也。……《灵枢经》曰：'命门者，目也。'此与《灵枢》义合。"此注"命门"之义实为精确，然今亦未易使人懂其真义，这里且伸而明之。

考《国语·鲁语上》说："黄帝能成命百物，以明民共财"，韦昭注："命，名也"；《史记·天官书》说："岁星赢缩，以其舍命国"，张守节正义："命，名也"；

《汉书·张耳陈馀传》说:"张耳,大梁人也,少时及魏公子毋忌为客。尝亡命游外黄……",颜师古注:"命者,名也";《史记·天官书》说:"兔七命,曰小正、辰星、天槐、安周星·细爽、能星、钩星",司马贞索隐:"谓星凡有七名。命者,名也";《广雅·释诂下》亦谓"命,名也"。是"命"可训为"名"也。《墨子·尚贤中》说:"乃名三后……",毕沅注:"孔书'名'作'命'";《说文·口部》说:"名,自命也"。是"名"又可训为"命"矣。"命"、"名"二字古声同而其义互通,则此文"命"字亦当读为"名"也。此文"命"读为"名"而"名"又通"明",《墨子·非命上》前文说:"明不转朴",后文说:"眉之转朴",毕沅注:"眉,一本作'明'。案'明'、'眉'通字,《穆天子传》云:'眉曰西王母之山',即'名'也;《诗》:'猗嗟名兮',《尔雅》云:'目上为名',亦即'眉'也。"此证"眉"字通"明"而又与"名"通,是"名"即为"明"也。《素问·天元纪大论》说"君火以明",王冰注引则作"君火以名",《墨子·明鬼下》说:"敢问神明?……"毕沅注:"'明'同'名'也",而《释名·释言语》说:"名,明也,名实事使分明也"。是"名"、"明"二字古可通用无疑。"命"字之义与"名"同而"名"又通"明","命"、"名"、"明"三字声同而义通,故此文"命"字可作为"明"用。是此文之所谓"命门"者,即谓其为"明门"也。

《尚书·洪範》说:"视曰明"。人之"视"乃"睛"之作用,睛能视物曰"明",睛丧失其视物之用则曰"失明",或曰"丧明"。古谓"子夏哭子而丧明",乃子夏之子死而悲哭甚,泪出多,神水竭,致

"睛失其光照之用，遂"丧其明"而"无以为视"也。

睛，又通作"精"。《灵枢·大感论》说："精之窠为眼"，《问字堂集·杂文二·释人》说："眼谓之目"。是"睛"寓于"目"，而"目"为"睛之窠"。目可开闭，在正常情况下，目开则睛之光照外用而视物以"明"，目闭则睛之光照受阻而"明"无以用（"内视"是另外一回事）。人身睛光之外照，外界物形之内印，均由两目而出入，故"目"可称之为"门"。此"门"之用，乃在于"睛之视物"，"视"曰"明"，故此"门"特称之曰"明门"，惟此文"明门"之"明"借用"命"字，明门，正与下文"窿笼"对。

此文"命门"之"命"，为"明"之借字，"命门"即为"明门"，而"明"乃"睛"视物之"能"，"睛"寓于"目"中，"目"为"睛之窠"，其开闭与"明"之关系至为密切，故《内经》中每称"目"为"命门"也。上引王冰《素问》注谓"命门者，藏精，光照之所，则两目也"，亦是此意，惟未阐明其"命"乃"明"字之借耳！

二 十 四

《灵枢·根结》说："满而补之，则阴阳四溢，肠胃充郭，肝肺内膜，阴阳相错；虚而写之，则经脉空虚，血气竭枯，肠胃偭辟，皮肤薄著，毛腠夭膲。"

按：此文"肠胃偭辟"句之"偭辟"二字，马莳注说："肠胃偭辟，僻积之意"，张志聪注说："偭，虚怯也；辟，僻积也"，张介宾注说："偭，畏怯也；辟，邪僻不正也"。按照马莳，张志聪之注，则为肠胃襞积叠复；按照张介宾之注，则为肠胃畏怯而歪斜。诸注之误，不待细审，一看即知。如依其释，试问其病"虚而写之"，正气消索，肠胃何为"襞积叠复"？试问肠胃无主神志之用，何能"畏怯"？且肠胃虚则虚矣，又何必"歪斜"？故诸家之注实属不当。

《灵枢》此文"偯"字，《甲乙经》卷五第六作"慑"，慑与偯通，见《广雅·释诂》王念孙疏证，《太素·刺法》作"摄"。偯，慑，均当为"聂"字之假借。此文"偯辟"即"聂辟"，与《素问·调经论》中所谓"虚者聂辟气不足"的"聂辟"同。《素问》诸注所释"聂辟"之义亦多为误。考《说文·耳部》说："聂，附耳私小语也。从三耳。"是"聂"有"小"义。《群经音辨》说；"聂，朡也"，《说文·肉部》说："朡，薄切肉也"。"聂"训"朡"，"朡"为"薄切肉"，亦证"聂"有"薄弱"之义。薄弱微小为"聂"，重言之则曰"聂聂"，《素问·平人气象论》说："平肺脉来，厌厌聂聂，如落榆荚，曰肺平"，王冰注："浮薄而虚者也"。《金匮要略·水气病脉证并治第十四》所谓"四肢聂聂动者"，亦是说其病有"四肢轻微颤动"之证象也。

《灵枢》此文"辟"字，《吕氏春秋·士容论·审时》说："后时者，纤茎而不滋，厚糠而多粃，痖（疑有误）辟米而不得恃"，高诱注："辟，小也"。是"辟"训"小"也。《诸病源候论·小儿病诸候三·哺露候》说："血气减损，不发肌肉而柴辟羸露"。柴辟羸露，亦"瘦小困败"之义。"聂"为"薄小"，"辟"亦为"瘦弱"，二字义同，叠词而为"聂辟"。聂辟者，小弱也。肠胃小弱，正与上文"肠胃充郭"为对文。上为"满而补之"则邪气盛实，故其肠胃充大，此为

"虚而写之"则正气虚竭，故其肠胃弱小也。

<h1 align="center">二 十 五</h1>

《灵枢·终始》说："少气者，脉口、人迎俱少而不称尺寸也。如是者，则阴阳俱不足，补阳则阴竭，写阴则阳脱。如是者，可将以甘药，不可饮以至剂……"。

按：本文中"可将以甘药，不可饮以至剂"，其"甘药"何谓？"至剂"何解？过去《内经》学家于此或为误注，或注而不确，如马莳注说："此针之所以不可施也，仅可将理以甘和之药，不可饮以至补至泻之剂"，张介宾注说："如是者，但可将以甘药。甘药之谓，最有深意，盖欲补虚羸，非纯甘不可也。至剂，刚毒之剂也，正气衰者，不可攻，故不宜用也"，张志聪注说："甘药者，调胃之药，谓三阴三阳之气本于中焦胃府所生，宜补其生气之原，道之流行，故不可饮以至剂，谓甘药太过反留中也"等等。他们这里把所谓"甘药"，释之为"甘和之药"，"纯甘之药"，"调胃之药"，就是"甘味"之药，这是在望文生训，不太恰当的。阴阳俱不足之病，其治疗何能定要"纯甘"、定要"调胃"？观《难经·十四难》中"损其肺者，益其气；损其心者，调其荣卫；损其脾者，调其饮食，适其寒温；损其肝者，缓其中；损其肾者，益其精"等治"损"之法可知。如果把此文"甘药"，理解成了"甘味之药"，这不仅不是《灵枢》此文的本义，而且给理解下文所谓"至剂"之义堵塞了思路，造成了困难，所以无怪乎诸注"至剂"之义都属谬而无当了。其实，此文所谓"甘药"，与《灵枢·邪气藏府病形》中"诸小者，阴阳形气俱不足，勿取以针，而调以甘药也"

的"甘药"一词同义。然则何谓"甘药"？《庄子·天道》说："斲轮徐则甘而不固"，陆德明音义："甘者缓也"；《淮南子·道应训》说："大徐则甘而不固"，许慎注："甘，缓意也"；《广雅·释诂》也说："甘，缓也"，《灵枢·官能》所谓"手甘者"亦是说的"手缓者"。其"甘"字之义可训为"缓"，是"甘药"者，即"缓剂"也，殆无疑义矣！

至于此文"至剂"之义，马莳谓为"至补至泻"之剂，其加"补"、"泻"之字以成义，已非解《经》之法，且此文明谓"阴阳俱不足"，其治疗上何有"至泻"云为？张志聪谓为"甘药太过"，然此文"至剂"二字明为一词，与上"甘药"为对文。其果为"甘药太过"，则当读之为"可将以甘药，不可饮以甘药太过"。如此，则文即欠通顺矣；张介宾谓为"刚毒之剂"，恐亦非《灵枢》本文之义，以"阴阳俱不足"患者，其用药之禁当不限于药之"刚毒"也。考：《国语·郑语》说："夫如是，和之至也"，韦昭注："至，极也"；《月令七十二候》说："夏至，五月中"，吴澄集解引《韵会》说："至，极也"。至，训"极"，而"极"即"急"也，《方言》卷十："极，吃也"，戴震疏证："极，急也，谓语急而吃"。是"极"义为"急"。又"极"与"亟"通，"亟"亦"急"也，《荀子·赋篇》说："出入甚极，莫知其门"，又说："无羽无翼，反覆甚极"，杨倞注并说："极读为亟，急也"；《庄子·盗跖》说："亟去走归"，陆德明音义："亟，纪力反，急也。本或作极"。是"至"训"极"，"极"与"亟"通而义均为"急"，则知此文"至剂"即为"急剂"矣。《素问·至真要大论》说："治有缓急"。"急剂"与"缓剂"

对，其病"阴阳俱不足"应治以缓剂，自当禁之以急剂，故此文说："可将以甘药，不可饮以至剂"也。如此，则此文之文顺而理通矣！

二十六

《灵枢·脉度》说："五藏不和则七窍不通，六府不和则留为癃。"

按：《难经·三十七难》亦载此文，其改"七窍"为"九窍"虽非，然其"留"下有"结"字则是。此文当于"留"下补一"结"字而为"六府不和则留结为癃"，以与上文"五藏不和则七窍不通"为对句。"六府不和则留结为癃"的"癃"字，一些注家咸释之为"癃疬"、"癃肿"（此指"畜结癃脓"之"癃肿"），如张介宾注说："六府属阳主表，故其不利则肌腠留为癃疬"，杨玄操在《难经·三十七难》中注说："六府，阳气也。阳气不和，则结癃肿之属，故云'为癃'也"等等，就是其例。这种解释，是与《内经》此文的原意相左的，只要细阅一下本段全文即可看到这一点。此文之下，紧紧相接的文字是："故邪在六（"六"字原无，今据《难经·三十七难》文补）府则阳脉不和，阳脉不和则气留之，气留之则阳气盛矣；邪在五藏则阴脉不和，阴脉不和（此十三字，原作"阳气太盛则阴不利，阴脉不利"十二字，误，今据《难经·三十七难》文改）则血留之，血留之则阴气盛矣。阴气太盛，则阳气不能荣也，故曰关，阳气太盛，则阴气弗能荣也，故曰格，阴阳俱盛，不得相荣，故曰关格。关格者，不得尽期而死也。"这明明是说邪在六府或五藏，使藏府阴阳之脉偏盛偏衰，则或血或气留之而不得相荣，成为关格之病。所谓"关格之病"者，其或如《灵枢·终始》中"人迎与太阴脉口俱盛四倍以上"的论脉的"关格"，或如《伤寒论·平脉法》中"关则不得小便，格则吐逆"的论证的"关格"。然而无论其为论脉的人迎与寸口俱盛四倍以上的关格或为论证的不得小便而又吐逆的关格，均无涉于癃疬，其"六府不和则留结为癃"之"癃"何能谓其定是"癃疬"？考：癃，古代可假借为"瘫"，而"瘫"字是可写作"癃"的，如《难经·五十六难》说："肺之积，名曰息贲，在右胁下，覆大如杯，久不已，令人洒淅寒热，喘咳，发肺瘫"，《脉经》卷六第七引其文即作"发肺癃"，可证。《素问·大奇论》说："肺之瘫，喘而两胠满；肝瘫，两胠满，卧则惊，不得小便；肾瘫，脚下至少腹满……"，《甲乙经》卷十一第八载其文诸"瘫"字均作"癃"。是"癃"又可假借为"瘫"字，而"瘫"字亦读为"壅"。《汉书·武帝纪》说："是化不下究，而积行之君子瘫于上闻也"，颜师古注："瘫读曰壅"；《汉书·元帝纪》说："是故壬人在位，而吉士瘫蔽"，颜师古注："瘫读曰壅"；《尔雅·释地》郝懿行义疏说："瘫，壅也"；《白虎通·辟雍》说："瘫之言壅也"，是"瘫"可读为"壅"无疑。

据上所述，在古代，"癃"可假借为"瘫"，亦可假借为"瘫"而"瘫"亦可读为"壅"，则《灵枢·脉度第十七》本文"六府不和则留结为癃"的"癃"字当亦读为"壅"字之假借。《汉书·景十三王传》说："今臣瘫阏不得闻"，颜师古注："瘫读曰壅。瘫，塞也"；《群经音辨》卷二说："壅，塞也"。"壅"有"塞"义，故于古即"壅"、"塞"二字连用，构成"叠词复义"的今之所谓"相同联合词",《汉书·盖诸葛刘郑孙毋将何传》中"正直之路雍塞"句的"雍塞"之用是其例。这里"六府不和则留结为癰"的"癰"字读"雍"而义为"雍塞",始与上句"五藏不和则七窍不通"的"不通"之义相胁,而与下文"阴阳俱盛,不得相荣,故曰关格"的"关格"一病无忤。其实,在祖国医学的古典著作里,"雍"字被写作"癰"是颇不乏其例的,如《素问·病能论》所谓"夫癰气之息者,宜以针开除去之",就是"夫雍气之息者,宜以针开除去之"也;《金匮要略·肺痿肺癰咳嗽上气病脉证治》所谓"肺癰,喘不得卧,葶苈大枣泻肺汤主之",就是"肺雍,喘不得卧,葶苈大枣泻肺汤主之"也。

二 十 七

《灵枢·决气》说:"血脱者,色白,夭然不泽,其脉空虚,此其候也。"

按:此文"其脉空虚"一句,诸注均未允当,如杨上善注说:"以无血,故色白。无血润肤;故不泽。脉中无血,故空虚以为不足,虚之状也",张志聪注说:"心主血,心之合脉也,其荣色也,是以血脱者,色白,夭然不泽,其脉空虚,此其候也",张介宾注说:"血之荣在色,故血脱者色白如盐。夭然不泽,谓枯涩无神也。脉贵有神,其脉空虚,即六脱之候"。然杨上善等注乃望文生义,其把此文之"其脉空虚"一句,误释为"脉中无血",而且作为"血脱"的病候之一;张介宾之注随文敷衍,囫囵吞枣地说:"脉贵有神,其脉空虚,即六脱之候",其义含混不清。尤其李念莪《内经知要》把本文"其脉空虚,此其候也"二句删掉不要，更是简单粗暴，荒唐无知！细读《灵枢·决气》这一篇，首先是记述"精"、"气"、"津"、"液"、"血"、"脉"等"六气"的生成或作用以定其义，继之是记述"精"、"气"、"津"、"液"、"血"、"脉"等"六气之脱"的病候。然细查其文，却只有"精脱"、"气脱"、"津脱"、"液脱"、"血脱"五者，而少一"脉脱"，这说明其文字有脱落，如不校正，何能读通？考《甲乙经》卷一第十二，载此文"其脉空虚"句上有"脉脱者"三字，这是不错的，因为这样才符合"六气"之数。丹波元简《灵枢识》、刘衡如《灵枢经》校勘，均谓"其脉空虚"句上当补"脉脱者"三字。据此，这段文字则读为："血脱者，色白，夭然不泽；脉脱者，其脉空虚。此其候也。"这里"此其候也"一句，不是"脉脱"一条之专文，而是"六气之脱病候"的总结语。

这段文字的文理已读顺，现在再来讨论其"脉脱"的病候即"其脉空虚"一证的临床表现是什么。如果把这里"其脉空虚"，理解为杨上善所说的那样"脉中无血"，是不恰当的。因脉中无血是病机，而不是病候。脉中无血，无以濡养血脉，则血脉中空而外强，以致出现脉学上的所谓"芤脉"。然"脉中空虚"的"芤脉"，可以见于"血脱"之病，但它不是"脉脱"的病候，应该分别开来，不能混为一谈。

《后汉书·隗嚣公孙述列传》说："鱼不可脱于渊"，李贤注："脱，失也"。所谓"脉脱"者，乃"脉失去之"也。故"其脉空虚"，不是指"脉空无血"的"芤脉"，而是说的按之其脉"空虚无有"，就是所谓"脉绝"，所谓"脉不至"，按之其脉不来而指下无脉跳动也。"脉脱"一词，在后汉时代，伟大的医学实践家

张仲景已引用,《金匮要略·脏腑经络先后病脉证》说:
"脉脱,入藏即死,入腑即愈",清代尤怡注说:"脉脱
者,邪气乍加,正气被遏,经隧不通,脉绝似脱,非真
脱也,盖即'暴厥'之属,经曰:'趺阳脉不出,脾不
上下,身冷肤鞕';又曰:'少阴脉不至,肾气微,少精
血,为尸厥',即'脉脱'之谓也。"脉脱每见于暴厥
病人,亦见于三阴病患者。前者因邪气猝遏血脉不通而
无脉,后者乃正气衰竭血脉无流而无脉。二者的病因病
机以及病情虽不同,然其为"脉脱"而按之指下无脉
跳动则一。

二 十 八

《灵枢·五味》说:"酸入于胃,其气涩以收,上之
两焦,弗能出入也,不出,即留于胃中,胃中和温则下
注膀胱,膀胱之胞薄以懦,得酸则缩绻,约而不通,水
道不行,故癃。阴者,积筋之所终也,故酸入而走
筋矣。"

按: 此文"膀胱之胞薄以懦"之句,诸注均不清
晰,特别是对"胞"之为物,解释得含混不清,如马
莳注说:"膀胱为胞之室,胞在其中,其体薄,其气懦,
得此酸味则缩而且绻,所以约而不通、水道不行而为癃
也",张介宾注说:"膀胱得酸则缩,故为癃也。愚按
《阴阳别论》有云'女子胞'者,《气厥论》有云'胞
移热于膀胱'者,《五音五味篇》有云'冲脉任脉皆起
胞中'者,凡此'胞'字,皆音'包',乃以'子宫'
为言也;此节云'膀胱之胞'者,其音'抛',以'溲
脬'为言也。盖'胞'音有二,而字则根同,恐人难
辨,故在本篇附加'膀胱'二字,以明此非子宫,正

欲辨其疑似耳！奈何后人不解其意，俱读为'包'，反因《经》语遂认'膀胱'与'胞'为二物，故在《类纂》则曰'膀胱者，胞之室'，王安道则曰'膀胱为津液之府'，又有'胞居膀胱之室'之说，甚属不经。夫'脬'即'膀胱'、'膀胱'即'脬'也，焉得复有一物耶？"其马莳谓此文"膀胱"与"胞"为二物，这是对的，然谓"胞居膀胱之中"，则是错误的；张介宾谓"胞音有二"：有音"包"则为"子宫"，音"抛"则为"溲脬"，这是对的，然谓此文"膀胱"与"胞"为一物"脬即膀胱，膀胱即脬"而曲释"膀胱之胞"义，则是错误的。"胞"字在古代，虽可作为膀胱讲（见《说文·肉部》及段玉裁注等），但本节的"胞"字却不是指的膀胱。考《备急千金要方》卷二十六第一引此文，于"胞"字断句，其下又重一"胞"字连下句读，作"膀胱走胞，胞薄以夷"，说明本节"膀胱之胞薄以懦"句中，原脱一"胞"字。《尔雅·释诂》说："之，往也。"而"往"字有"走"字之义。膀胱走胞，是说酸味入胃中而下注膀胱，又由膀胱而至于胞也。"胞"与"膀胱"为二物，亦见于本书《淫邪发梦》，它说："（厥气）客于膀胱则梦游行；……客于胞、膪，则梦溲、便"。这里"胞"与"膀胱"二者并称，表明了"胞"与"膀胱"为二物；且《备急千金要方》卷十一第一说："夫人禀天地而生，故内有五脏六腑精气骨髓筋脉，外有四肢九窍皮毛爪齿咽喉唇舌肛门胞囊，以此捴而成躯"，明谓"五藏六腑"之外还有一个"胞囊"，何得说此文"胞即膀胱，膀胱即胞"？！《诸病源候论·小便病诸候·尿牀候》说："小便者，水液之余也，从膀胱入于胞为小便。"水液之余，从膀胱入胞为小便，亦明谓"膀胱"之外还有一个"胞"，又何得说此文"胞即膀胱，膀胱即胞"？！

此文之"胞"，《金匮要略》称作"胞系"，《备急千金要方》称作"胞囊"，其与"膀胱"为二物，这一点已如上述。然"胞"之所居，实不在于"膀胱之中"，而是在于"膀胱之外"的前下方前阴之中，并于前阴水道紧密连接在一起。前阴为宗筋之聚，酸入走筋，故胞缩绻而水道不通为癃，若《金匮要略》所谓"胞系了戾"的"转胞"，《诸病源候论》及《备急千金要方》等所谓"胞屈辟"的"胞转"而"小腹胀急，小便不通"之病也。《备急千金要方》卷二十第三说："胞囊者，肾膀胱候也"。胞既是肾和膀胱的外候，它就只能如"咽门者，肝胆之候也"（见《备急千金要方》卷十二第三），而"咽门"不居于"胆腑之中"、"舌者，心主小肠之候也"（见《备急千金要方》卷十四第三），而"舌"不居于"小肠腑之中"、"喉咙者，脾胃之候也"（见《备急千金要方》卷十六第三），而"喉咙"不居于"胃腑之中"、"肛门者……肺大肠候也"（见《备急千金要方》卷十八第三）而"肛门"不居于"大肠腑之中"一样，绝对不会居于膀胱这个"腑"之中的。上面所引《备急千金要方》卷十一第一之文所谓"内有五藏六腑精气骨髓筋脉，外有四肢九窍皮毛瓜齿咽喉唇舌肛门胞囊"，也明谓五藏六腑属内，胞囊属外，其"胞"何能"居于膀胱之中"？惟"胞为膀胱之候"而从属于膀胱，有时称"膀胱"概括有"胞"在内，而"膀胱"又有"胞"之名耳！

二 十 九

《灵枢·五味论》说："黄帝曰：苦走骨，多食之令人变呕，何也？少俞曰：苦入于胃，五谷之气皆不能胜苦，苦入下脘，三焦之道皆闭而不通，故变呕。齿者，骨之所终也，故苦入而走骨，故入而复出，知其走骨也。"

按：《甲乙经》卷六第九载此文"故入而复出"之句无"故"字，其下有"必黧疏"三字，是。此"故"字当移冒于下句。此文所论"变呕"一证，历代注家均释之为"呕吐"，如杨上善、马莳、张介宾、张志聪等均作如是注，这是不妥当的。在日常生活中，未尝见其"多食苦"而定为"呕吐"之变者，且"呕吐"为"胃气之逆"，其与"走骨"何与？再说，此果为呕吐，亦是苦入于胃而复出于口，又何必定要扯到了"齿"上？惜历代注家缺乏训诂学知识而不识此文"呕"字之训，遂将其误注为"呕吐"，以致这段文字之义长期以来不可全文贯读而"变呕"一证被误解！

考此文所述，于多食"酸"，则曰令人"癃"；于多食"碱"，则曰令人"渴"；于多食"辛"，则曰令人"洞心"；于多食"甘"，则曰令人"悗心"，惟于此多食"苦"下，则曰令人"变呕"，在"呕"字上加了一个、"变"字。这种情况，似乎不是偶然的，因为人在正常情况下，是无"癃"、无"渴"、无"洞心"、无"悗心"的，但却是有"呕"存在的，而这个"呕"又是可以"变"的。然而此文之"呕"究竟何所解释呢？《方言》卷十三说："妪，色也"，郭璞注："妪煦，好色貌"，戴震疏证："妪亦作呕"；《广雅·释诂》说："呕煦，色也"，王念孙疏证："《逸周书·官人解》云：'欲色妪然以愉'，《大戴礼》'妪'作'呕'……呕、妪、伛古通用"。是"呕"字通"妪"而其义训"色"，则此文所谓"变呕"者，即"变色"，亦即"色变"也。然此处所说的"色"，当是指"齿色"。惟其是指"齿色"之"变"，所以下文特释之曰："齿者，骨之所终也。故苦入而走骨，入而复出，故知其走骨也"，齿为骨之余，故苦味入胃走骨而复出于齿，以致齿色变焉，其齿变为色黑黄而理粗疏；惟其齿色有变，故知其苦走骨也。这就是此文"苦走骨，多食之令人变呕"的本来意义。也只有这样读，此段文字才能文贯而理周。

三十

《灵枢·通天》说："太阳之人，多阳而无（无，原作"少"，今据《甲乙经》卷一第一文改）阴，必谨调之，无脱其阴而写其阳，阳重脱者易狂，阴阳皆脱者，暴死不知人也。"

按：此文"阳重脱者易狂"句中之"易"、"狂"二字为误倒，当乙转而作"狂易"。在古代文献里，"狂"、"易"二字，每有连用而为"狂易"一词者，如《汉书·五行志》说："万事失在狂易"，《白虎通·考黜》说："而得有狂易之疾"，《周礼·天官冢宰·阍人》说："奇服怪民不入宫"，郑注引《春秋传》："怪民，狂易"，《国语·晋语九》说："今臣一旦有狂疾"，韦昭注："……犹人有狂易之疾"，《甲乙经》卷十一第二说："狂易，多言不休，及狂走欲自杀，及目妄见，刺风府"，又说："狂易，鱼际及合谷，腕骨（谷），支正，少海，昆仑主之"，又说："狂易，见鬼与火，解溪主之"，《神农本草经》说："白头翁，味苦温，主温疟，狂易"，又说："蜣螂，味碱寒，主……大人癫疾狂易"，《千金翼方》卷二十七第八说："内踝上三寸绝骨宛宛中灸五十壮，主……狂易"，《外台秘要·脚气门·服汤药色目方》引苏恭说："紫雪，疗……狂易叫走"，《黄帝内经明堂》说："短气，心痹，悲怒，气逆，恐，狂易"，杨上善注："狂易者，时歌时笑，脱衣驰走，改易不定"等等皆是。所谓"狂"者，乃泛指"性理颠倒，神志失其常用"的病证，非独谓"踰垣上屋，骂詈不避亲疏"之"狂"也，故高诱注《吕氏春秋·孟夏纪·尊师》说："闇行妄发谓之狂"、许慎注《淮南子·主术训》说："狂，犹乱也"。所谓"易"者，《淮南子·俶真训》说："昔公牛哀转病也，七日化为虎"，许慎注；"转病，易病也。江淮之间公牛氏有易病化为虎，若中国有狂疾者发作有时也"。是"易"亦"狂"也，故《国语·吴语》说："员不忍称疾辟易，以见王之亲为越之禽也"，韦昭注："辟易，狂疾"。

《韩非子·内储说下》说："公惑易也"。惑易，亦"狂易"也，或作"狂惑"，《神农本草经》卷二说："白薇，味苦平，主……忽忽不知人，狂惑"是其例。

易，与"瘍"通。《说文·疒部》说；"瘍，脉瘍也，从疒，易声"，段玉裁注："脉瘍，叠韵。善惊之病也"；《广雅·释诂》说："狂，瘍，癡也"（《说文·疒部》说："癡，不慧也，从疒，疑声"），狂训癡，瘍亦训癡，是"狂"、"瘍"二字义同。"狂易"为一相同联合词，诸注对《灵枢》此文"易"字均遗而未释，其于义虽无伤，然于文则未得耳！

凡性理颠倒，神志失常而为出的病证，皆曰"狂易"。狂易之病，有多种不同表现，但总起来可分为"虚证"、"实证"两大类。《灵枢》此文所论述的"狂易"之病，则为"阳气重脱"的"虚证"。阳脱则神伤而失守不聪，从而发为狂易之病，这在《黄帝内经》一书中并不是绝无仅有的，《灵枢·九针十二原》所谓"夺阳者狂"、《素问·腹中论》所谓"石之则阳气虚，虚则狂"等文，均是论述"阳虚而病狂易"的。

三十一

《灵枢·通天》说："太阴之人，其状黮黮然黑色，念然下意，临临然长大，腘然未偻，此太阴之人也。"

按：《甲乙经》卷一第十六载此文"腘然未偻"作"腘然未偻"，误；历代注家于此"腘然未偻"之释亦多牵强，如马莳注说："临临然，长大之貌也。其腘虽长大，然直身而非伛偻之状也"；张介宾注说："临临然，临下貌。腘然未偻，言膝腘若屈而实非伛偻之疾也"；张志聪集注载赵氏说："身半以下为阴，是以临临然明胫之长大也"，又载朱卫公说："腘胫长大，故俯恭于身半之上，而腘未伛偻也"。他们将这里的"腘"字均释为人体的"腘窝"部位，从而将"伛偻"和"腘脚"连在了一起，说什么"言膝腘若屈而实非伛偻之疾也"，什么"其腘虽长大，然直身而非伛偻之状也"，什么"腘胫长大，故俯恭于身半之上而腘未伛偻也"等等。考"伛偻"者，乃"背曲"也，试问其与"腘脚"何与？尤其马莳、朱卫公辈均为"腘长大"之说，竟将"腘"字连到了上文的"临临然长大"读，则遂使其文句亦乱而不通矣。本来，这几句的文字非常有规律而一看即可清楚的，其"黯黯然"是形容"黑色"的，"念然"是形容"下意"的，"临临然"是形容"长大"的，"腘然"是形容"未偻"的。所谓"腘然未偻"者，其"未偻"乃"末偻"之误，以"末"、"未"二字形近而致也。《淮南子·地形训》说："其人面（此处当有脱文）末偻修颈"；《庄子·外物》说："有人于彼，修上而趋下，末偻而后耳"，郭象注："耳却近后而上偻"。是"末偻"又称"上偻"，故《春秋·左昭三年传》说："顾而见人黑而上偻"，《春秋·左哀十四年传》说："有陈豹者，长而上偻望视"。

末偻，又称"背偻"，《说文·人部》"偻"字条下说："周公韤偻，或言背偻"，《小尔雅·居卫》说："禹、汤、文、武及周公……或秃骭背偻"，《诸病源候论》卷五载有"背偻候"是也。

《庄子·达生》说："见疴偻者承蜩"，《列子·黄帝》中作"见疴偻者承蜩"，张湛注："疴偻，背曲疾也"。是"疴偻"或"疴偻"，亦"末偻"也。

末偻，又通称"伛偻"。《广雅·释言》说："伛，偻也"，《广韵·上声·九麌》说："偻，伛疾也"。是"伛"、"偻"二字可互训，故连用之而为"伛偻"，叠词同义也。《广雅·释诂》说："伛，偻，曲也"。"伛"、"偻"二字均为"曲"义，故"伛偻"即为"背曲之疾"，或为"背脊弯曲之象"，《灵枢·厥病》说："……伛偻者，肾心痛也"，《素问·刺禁论》说："刺脊间，中髓为伛"，王冰注："伛，谓伛偻，身蜷屈也"，《小学钩沈》引《通俗文》说："曲脊谓之伛偻"。

由于"末偻"为"背脊之弯曲"，故此文特以"腘然"形容之。《荀子·富国篇》说："诎要桡腘"，杨倞

注:"腘,曲脚中";《太素》卷五首篇说:"人有腋腘",杨上善注:"戈麦反,曲脚也";《玉篇·肉部》说:"腘,曲脚也";《骈雅·释诂》说:"腘䐐,曲却也";《广韵·入声·二十一麦》说:"腘,曲脚中也",是"腘"训"曲脚"或"曲脚中"也。既然"腘"训"曲脚"或"曲脚中"而人体"腿弯"称"腘",则是"腘"有"曲"义无疑,故此文以"腘然"形容"背曲"之"末偻",自是文用有据矣。《广雅·释亲》说:"腘䐐,曲脚也",王念孙疏证:"腘者,曲貌也,《灵枢·通天篇》云:'太阴之人,其状腘然末偻'是也",更证明了这一点。

三十二

《灵枢·官能》说:"寒热淋露,以输异处。"

按:此文"淋露"一词,亦见于后面《九宫八风》中,所谓"病则为淋露寒热"者是也。诸家于此均误释其义,如张介宾注说:"淋于雨,露于风,邪感异处,当审其经也",又注《九宫八风》说:"其病则或因淋雨,或因露风,而为寒热";张志聪注说:"寒热,阴阳血气也,淋露,中焦所生之津液也",又注《九宫八风》说:"淋露寒热者,汗出而为寒为热也";丹波元简注说:"淋露与淋沥同义,谓如淋下露滴,病经久不止。……《九宫八风篇》'淋露寒热'亦'淋沥寒热'之谓。"其张介宾注"淋露"为"淋于雨,露于风",实属望文生义;张志聪注"淋露"忽而为"中焦所生之津液",忽而为"汗出",尤为荒唐;丹波元简注"淋露"为"与淋沥同义"似是,然谓"如淋下露滴"则又误矣。"沥"与"露"二字声近,疑"淋沥"借为

"淋露"。

淋，原作"癃"，乃后汉人避殇帝刘隆讳而改，观《汉书·高后纪》说："南越侵盗长沙，遣隆虑侯灶将兵击之"，应劭注："隆虑，今'林虑'也，后避殇帝讳，故改之"；《汉书·地理志》说："隆虑"，应劭注："隆虑山在北，避殇帝讳，改曰'林虑'也"；《后汉书·耿弇列传》说："宝弟子承袭公主爵为林虑侯"，李贤注："林虑，即上'隆虑'也，至此避殇帝讳改焉"，等等，可以证明。是"淋露"即"癃露"也。

《说文·疒部》说："癃，罢病也，从疒，隆声"。是"癃露"即"罢露"，故《韩非子·亡徵》有"罢露百姓"、《吕氏春秋·审应览·不屈》有"士民罢潞"之语。罢，读曰"疲"（见《荀子·成相篇》杨倞注），《淮南子·览冥训》说："平公癃病"，高诱注说："癃病，笃疾"，笃，困也，（见《后汉书·光武帝纪》李贤注引《尔雅》）。说明"癃"为"疲困"之义。《素问·刺疟》王冰注："癃，谓不得小便也"为另一义。

《方言》卷三说："露，败也"，《春秋·左昭元年传》说："勿使壅闭湫底，以露其体"，杜预注说："露，羸也"。露，又作"潞"，作"路"，《吕氏春秋·审应览·不屈》说："士民罢潞"，高诱注："潞，羸也"；《孟子·滕文公上》说："是率天下而路也"，赵岐注："是率导天下人以羸路之困也"。露，潞，路，三字古可通用，（见《广雅·释诂》王念孙疏证）。说明本节"露"为"羸败"之义，与"癃"为"疲困"之义同。"癃露"为一"相同联合词"，其义为"羸弱疲困"。此文"淋露"，即"癃露"，又称"罢露"、"罢潞"，为身体"羸弱疲困"的病证，故《医心方》卷十四第十一有"病苦淋路瘠瘦，百节酸疼"的记述。

三 十 三

《灵枢·刺节真邪》："刺此者，必于日中，刺其听宫，中其眸子，声闻于耳，此其输也。"

按：此文"中其眸子"句之"眸子"，张介宾、马莳之注似均指"两目"之"珠子"，惟张志聪注谓"眸子，耳中之珠"。然日人丹波元简又引《说文》所载"眸，目童子也"之文为据而斥张志聪说："志以为'耳中之珠'者何？"据此，则此文之所谓"眸子"者，在人体上究竟何所指，实有加一考察的必要。

考《说文·目部》说："眸，目童子也，从目，牟声"，《广韵·下平声·十八尤》说："眸，目童子"，《孟子·离娄上》说："莫良于眸子"，赵岐注："眸子，目瞳子也""童"、"瞳"字通，故古代或作"童"，或作"瞳"。眸，亦作"牟"，《淮南子·说山训》说："杯水见牟子"，《荀子·非相篇》说："尧舜参牟子"，杨倞注："牟，与'眸'同。参牟子，谓有二瞳之相参也。"是"眸子"即"瞳子"也。《释名·释形体》说："瞳子……或曰眸子"，《汉书·陈胜项籍传》说："舜盖重童子，项羽又重童子"，颜师古注："童子，目之眸子。"是"瞳子"即"眸子"也。从而表明古时"眸子"、"瞳子"二者通用。惟古之所谓"眸子"或"瞳子"，有指为"瞳人"或"瞳神"者，有指为"目珠"或"眼珠"者。然"眸子"或"瞳子"指为"瞳人"已为人们所习知，其指为"目珠"则例见下文：《小学钩沈》卷八说："瞳，目珠子也"，《广雅·释亲》说："珠子谓之眸",《说文·目部》"眸"字条下徐颢笺亦说:"盖目珠谓之眸子"等等。

《论衡·列通》说:"眸子如豆,为身光明。"其"眸子"如"豆",是"眸子"之所以又叫做"目珠子"者,以其"形体圆"故也。《淮南子·人间训》说:"又利越之犀角象齿翡翠珠玑",许慎注:"员者为珠",可证。形圆者为"珠",珠子谓之"眸",则"眸子"似不必限于"目珠"矣,若"耳珠"当亦可称为"眸子"也。

此文"刺其听宫,中其眸子"者,是言针刺其听宫之穴,当刺中在其眸子上也。如谓此文"眸子"必指"目珠",则针刺耳前缘之听宫穴,未见有中于目珠者,且目珠亦不能为之针刺也。张介宾、马莳以"听宫""其脉与目相通"或"其气与眸子相通"为释,实属牵强之至!盖未见古文献上有如是意义之记述也。

其实,张志聪"眸子,耳中之珠"之注不误,听宫穴正在耳中珠子上。听宫穴又叫"多所闻穴"。《素问·气穴论》说:"耳中多所闻二穴",王冰注:"听宫穴也,在耳中珠子,大如赤小豆",《甲乙经》卷三第十一说:"听宫;在耳中珠子,大明("明"字疑衍)如赤小豆",《备急千金要方》卷二十九第一说:"听宫,在耳中珠子,大如赤小豆",《铜人腧穴针灸图经》卷一说:"听宫,在耳中珠子,大如小豆是",《针灸聚英》卷一上说:"听宫(原误为"会",今改),一名'多所闻',耳中珠子,大如赤小豆"等等,均说明"听宫穴"在"耳中珠子"上。珠子谓之眸,"目中珠子"称为"眸子",此"耳中珠子"亦称为"眸子"也。故此文说"刺其听宫,中其眸子"也。其所谓"刺其听宫,中其眸子”者，正谓“听宫穴”在“耳中珠子”上，刺其穴则当刺中其珠子也。然所谓“耳中珠子”者，即今人之所谓“耳屏”是也。

《素问》"运气七篇"
成书年代考

现在流传的《黄帝内经素问》一书中所载的《天元纪大论》、《五运行大论》、《六微旨大论》、《气交变大论》、《五常政大论》、《六元正纪大论》、《至真要大论》等七篇，是专门论述祖国医学中古代运气学说的，所以人们一般把它叫做"运气七篇"。这个"运气七篇"的写作年代较《黄帝内经》为晚，它不是《素问》本来的内容。为了正确的评价这"运气七篇"和更好的研究它的学术思想提供方便条件，这里特对它的成书年代加以探讨。

"运气七篇"成书的时间上限

宋代林亿等说过："《素问》第七卷亡已久矣。……观《天元纪大论》、《五运行大论》、《六微旨大论》、《气交变大论》、《五常政大论》、《六元正纪大论》、《至真要大论》七篇，居今《素问》四卷，篇卷浩大，不与《素问》前后篇卷等，又且所载之事与《素问》余篇略不相通，窃疑此七篇乃《阴阳大论》之文，王氏取以补所亡之卷，犹《周官》亡《冬官》以《考工记》补之之类也"，又说："汉张仲景《伤寒论序》云：'撰用

《素问》、《九卷》、《八十一难经》、《阴阳大论》……'乃是王氏并《阴阳大论》于《素问》中也。要之《阴阳大论》亦古医经，终非《素问》第七矣。"（均见《黄帝内经素问序》新校正注）据此，则"运气七篇"乃《阴阳大论》一书，而非《黄帝内经素问》之文。然《阴阳大论》之书，现在已别无传本，独《针灸甲乙经》中有题《阴阳大论》的一篇，但其所载内容全是《素问·阴阳应象大论》之文，而皇甫士安又明谓他的《针灸甲乙经》一书是根据《素问》、《针经》、《明堂孔穴针灸治要》等三书编撰而成，没有采用过《阴阳大论》一书。这就说明了《针灸甲乙经》中的《阴阳大论》这一篇，不是古代的《阴阳大论》之书，而是"阴阳应象大论"脱落了"应象"二字，或者是皇甫士安写这一篇题时随意略去了"应象"二字，使之成为"阴阳大论"这样一个篇题的。如果不是这里少了"应象"二字，是"阴阳应象大论"之题多了"应象"二字，而《阴阳应象大论》就是古代《阴阳大论》之书，张仲景不会在《伤寒论·伤寒杂病论集》中说他所写的《伤寒杂病论》是既撰用《素问》又撰用《阴阳大论》的。因此，林亿等所谓"运气七篇"即古代《阴阳大论》之说，是有可取之处的。

《阴阳大论》一书，东汉初年班固撰写的《汉书·艺文志》不载，表明它不是东汉建武以前的作品，而且它用了干支纪年，如它说："天气始于甲，地气始于子，子甲相合，命曰岁立"和"甲子之岁"、"乙丑岁"、"丙寅岁"、"丁卯岁"、"戊辰岁"（见《六微旨大论》）以及"甲己之岁"、"乙庚之岁"、"丙辛之岁"、"丁壬之岁"、"戊癸之岁"、"子午之岁"、"丑未之岁"、"寅申之岁"、"卯酉之岁"、"辰戌之岁"、"己亥之岁"（见《天元纪大论》）等等，更表明了它不是西汉以前的作品。我们知道，在古代，干支只用于纪日，西汉以前，是不以干支纪年的。用干支来纪年只是从东汉初期光武帝刘秀建武年间才开始的。因此，《阴阳大论》成书的时间上限，不会早于东汉初期的建武以前，而只能在这以后。

"运气七篇"成书的时间下限

《阴阳大论》这一书名，首先见于《伤寒论·伤寒杂病论集》。它说："撰用《素问》、《九卷》、《八十一难》、《阴阳大论》、《胎胪》、《药录》，并'平脉辨证'，为《伤寒杂病论》合十六卷"。张仲景写《伤寒杂病论》的时候，就已经把《阴阳大论》一书作为他的主要参考书籍，表明《阴阳大论》一书早于张仲景的《伤寒杂病论》而存在。张仲景为东汉末年灵、献时代人，因而《阴阳大论》成书的时间下限，不会晚于东汉末年灵、献时代以后，而只能在这以前。

结　语

从上所述，我们可以看出，《阴阳大论》即今本《素问》中"运气七篇"的成书年代，是在东汉初期光武刘秀的建武以后、东汉末期的灵、献时代的东汉之季。

《素问》"女子七七"、"男子八八"解

《素问·上古天真论》说:"女子七岁肾气盛,齿更发长;二七而天癸至,任脉通,太冲脉盛,月事以时下,故有子;三七肾气平均,故真牙生而长极;四七筋骨坚,发长极,身体盛壮;五七阳明脉衰,面始焦,发始堕;六七三阳脉衰于上,面皆焦,发始白;七七任脉虚,太冲脉衰少,天癸竭,地道不通,故形坏而无子也。丈夫八岁肾气实,发长齿更;二八肾气盛,天癸至,精气溢写,阴阳和,故能有子;三八肾气平均,筋骨劲强,故真牙生而长极;四八筋骨隆盛,肌肉满壮;五八肾气衰,发堕齿槁;六八阳气衰竭于上,面焦,发鬓颁白;七八肝气衰,筋不能动,天癸竭,精少,肾脏衰,形体皆极;八八则齿发去。"

勘误:"天癸竭,精少,肾脏衰,形体皆极"等句,当在"齿发去"之下。

按:本节论述人体生长发育和衰老的一般规律。所论人的生长发展,女子以"七"为准,男子以"八"为准,而论人的天癸绝竭,女子则以"七七"为期,男子则以"八八"为期。历代《素问》家于此,或置而未释,或释而未当,唯王冰注谓"老阳之数极于九,少阳之数次于七,女子为少阴之气,故以少阳数偶

之"；"老阴之数极于十，少阴之数次于八，男子为少阳之气，故以少阴数合之"，其见解颇为精辟。然谓"老阴之数极于十"以"十"为"老阴"则欠妥，且对"女子七七"、"男子八八"之义亦遗而未释。这里本《素问》之义于王冰之注而进一步阐释之。

《灵枢·根结》说："阴道偶，阳道奇"。所谓"偶"，即"双数"，二、四、六、八、十是也；所谓"奇"，即"单数"，一、三、五、七、九是也。一、三、五、七、九等数为"奇"，属阳；二、四、六、八、十等数为"偶"，属阴。阴阳奇偶之数的"一、二、三、四、五、六、七、八、九、十"，为一切数字变化的基础，是计算世界万物的根本。

在这十个根本数字里，一、二、三、四、五等前五数为生数，六、七、八、九、十等后五数为成数，故男女阴阳多少之数不用前五数而用后五数。其数虽有"十"，然"天地之至数"则是"始于一终于九"（见《素问·三部九候论》），盖"十"已转化为大"一"也。

根据"阳数进，阴数退"的规律，"七"为少阳之数，"九"为老阳之数，"八"为少阴之数，"六"为老阴之数。女子属阴，其幼年为少阴之气，故以少阳数偶之，而以"七"为准；男子属阳，其幼年为少阳之气，故以少阴数合之，而以"八"为准，此阴阳气和乃能生成其形体也。

然人的天癸绝竭，女子何乃以"七七"为期、男子何乃以"八八"为期？《周易·系辞下》说："天数五，地数五，五位相得而各有合。天数二十有五，地数三十，凡天地之数，五十有五，此所以成变化而行鬼神也。"天数五的一、三、五、七、九等数加起来，为二十五个；地数五的二、四、六、八、十等数加起来，为三十个。天数二十五，地数三十，二者加起来共为五十五。女子属阴，其衰年为老阴之气，当合老阴之数，阴数退，故于天地之数"五十有五"中减去"六"，而得"四十九岁"的"七七"之数；男子属阳，其衰年为老阳之气，当合老阳之数，阳数进，故于天地之数"五十有五"中增加"九"，而得"六十四岁"的"八八"之数，此生气告绝阴阳气不合而形体衰毁也。

《灵枢》"脉行之逆顺"疏义

《灵枢·逆顺肥瘦》:"黄帝曰:脉行之逆顺奈何?歧伯曰:手之三阴,从藏走手;手之三阳,从手走头;足之三阳,从头走足;足之三阴,从足走腹。"

按: 此文是对《灵枢·经脉》中所载十二经脉循行的概括。所谓"手之三阴,从藏走手"者,《灵枢·经脉》说:"肺手太阴之脉,起于中焦,下络大肠,还循胃口,上膈属肺,从肺系横出腋下,下循臑内,行少阴、心主之前,下肘中,循臂内上骨下廉,入寸口,上鱼,循鱼际,出大指之端;其支者,从腕后直出次指内廉出其端","心手少阴之脉,起于心中,出属心系,下膈,络小肠;其支者,从心系上挟咽,系目系;其直者,复从心系却上肺,下出腋下,下循臑内后廉,行太阴、心主之后,下肘内,循臂内后廉抵掌后锐骨之端,入掌中后廉,循小指之内出其端","心主手厥阴心包络之脉,起于胸中,出属心包络,下膈,历络三焦;其支者,循胸出胁,下腋三寸,上抵腋下,循臑内,行太阴、少阴之间,入肘中,下臂行两筋之间,入掌中,循中指出其端;其支者,别掌中,循小指次指出其端"也。所谓"手之三阳,从手走头"者,《灵枢·经脉》说:"大肠手阳明之脉,起于大指次指之端,循指上廉,出合谷两骨之间,上入两筋之中,循臂上廉,入肘外廉,上臑外前廉,上肩,出髃骨之前廉,上出于柱骨之会上，下入缺盆，络肺，下膈，属大肠；其支者，从缺盆上颈贯颊，入下齿中，还出挟口，交人中，左之右，右之左，上夹鼻孔"，"小肠手太阳之脉，起于小指之端，循手外侧上腕出踝中，直上循臂骨下廉，出肘内侧两筋之间，上循臑外后廉，出肩解，绕肩胛，交肩上，入缺盆，络心，循咽下膈，抵胃，属小肠；其支者，从缺盆循颈上颊，至目锐眦，却入耳中；其支者，别颊上䪼，抵鼻，至目内眦，斜络于颧"，"三焦手少阳之脉，起于小指次指之端，上出两指之间，循手表腕，出臂外两骨之间，上贯肘，循臑外上肩而交出足少阳之后，入缺盆，布膻中，散落心包，下膈，循属三焦；其支者，从膻中上出缺盆，上项，系耳后，直上出耳上角，以屈下颊至䪼；其支者，从耳后入耳中出走耳前，过客主人，前交颊，至目锐眦"也。所谓"足之三阳，从头走足"者，《灵枢·经脉》说："胃足阳明之脉，起于鼻之交頞中，旁纳太阳之脉，下循鼻外，入上齿中，还出挟口，环唇，下交承浆，却循颐后下廉，出大迎，循颊车，上耳前，过客主人，循发际，至额颅；其支者，从大迎前下人迎，循喉咙，入缺盆，下膈，属胃络脾；其直者，从缺盆，下乳内廉，下挟脐，入气街中；其支者，起于胃口，下循腹里下至气街中而合，以下髀关，抵伏兔，下膝膑中，下循胫外廉下足跗，入中指内间；其支者，下廉三寸而别，下入中指外间；其支者，别跗上，入大指间"，"膀胱足太阳之脉，起于目内眦，上额交巅；其支者，从巅至耳上角；其直者，从巅入络脑，还出别下项，循肩髆内，挟脊抵腰中，入循膂，络肾，属膀胱；其支者，从腰中下挟脊，贯臀，入腘中；其支者，从髆内左右别下贯胛，挟脊内，过髀枢，循髀外，从后廉下合腘中，以下贯腨内，出外踝之后，循京骨，至小指外侧"，"胆足少阳之脉，起于目锐眦，上抵头角，下耳后，循颈行手少阳之前，至肩上，却交出手少阳之后，入缺盆；其支者，从耳后入耳中出走耳前，至目锐眦后；其支者，别锐眦，下大迎，合于手少阳，抵于𫖮，下加颊车，下颈，合缺盆，以下胸中，贯膈，络肝，属胆，循胁里，出气街，绕毛际，横出髀厌中；其直者，从缺盆下腋，循胸，过季胁，下合髀厌中以下，循髀阳出膝外廉，下外辅骨之前，直下抵绝骨之端，下出外踝之前，循足跗上，入小指次指之间；其支者，别跗上，入大指之间，循大指岐骨内出其端，还贯爪甲，出三毛"也。所谓"足之三阴，从足走腹"者，《灵枢·经脉》说："脾足太阴之脉，起于大指之端，循指内侧白肉际，过核骨后，上内踝前廉，上腨内，循胫骨后交出厥阴之前，上膝股内前廉，入腹，属脾，络胃，上膈，挟咽，连舌本，散舌下；其支者，复从胃，别上膈，注心中"，"肾足少阴之脉，起于小指之下，邪走足心，出于然谷之下，循内踝之后，别入跟中，以上腨内，出腘内廉，上股内后廉，贯脊，属肾，络膀胱；（此处当有脱文）其直者，从肾上贯肝膈，入肺中，循喉咙，挟舌本；其支者，从肺出络心，注胸中"，"肝足厥阴之脉，起于大指丛毛之际，上行足跗上廉，去内踝一寸，上踝八寸交出太阴之后，上腘内廉，循股阴入毛中，过阴器，抵小腹，（此处当有脱文）挟胃，属肝，络胆，上贯膈，布胁肋，循喉咙之后上入颃颡，连目系，上出额，与督脉会于巅；其支者，从目系下颊里，环唇内；其支者，复从肝，别贯膈，上注肺"也。

《灵枢·经脉》中载此十二经脉循行是一个终始循环，各条经脉都有一定的顺序相互交接。它们循行交接的顺序是：肺手太阴之脉受气于中焦，从肺出于中府穴，循上肢内侧前缘下行，至手大指桡侧端少商穴，其从腕后分出一支，行至手食指桡侧端商阳穴，交于大肠手阳明之脉；大肠手阳明之脉受肺手太阴经脉之气，起于手食指桡侧端商阳穴，循上肢外侧前缘上行，至对侧鼻旁迎香穴，交于胃足阳明之脉；胃足阳明之脉受大肠手阳明经脉之气，起于鼻旁迎香穴，循胸腹部下行，经下肢至足次指外侧端厉兑穴，其从足跗分出一支，行至足大指内侧端隐白穴，交于脾足太阴之脉；脾足太阴之脉受胃足阳明经脉之气，起于足大指内侧端隐白穴，循下肢内侧正中线上行，至内踝上八寸交出肝足厥阴经脉之前，循内侧前缘上行入腹，属脾注心中，交于心手少阴之脉；心手少阴之脉受脾足太阴经脉之气，起于心中，出于腋下极泉穴，循上肢内侧后缘下行，至手小指桡侧端少冲穴，行至小指尺侧端少泽穴，交于小肠手太阳之脉；小肠手太阳之脉受心手少阴经脉之气，起于手小指尺侧端少泽穴，循上肢外侧后缘上行，至面颊部耳前听宫穴，其从面颊分出一支，行至目内眦睛明穴，交于膀胱足太阳之脉；膀胱足太阳之脉受小肠足太阳经脉之气，起于目内眦睛明穴，上额，交巅，循背腰部下行，经下肢后方至足小指外侧端至阴穴，行至足小指下，交于肾足少阴之脉；肾足少阴之脉受膀胱足太阳经脉之气，起于足小指下，至足心涌泉穴，循下肢内侧后缘上行，贯脊，属肾，入肺，络心，注胸中，交于心主手厥阴心包络之脉；心主手厥阴心包络之脉受肾足少阴经脉之气，起于胸中，属心包络，出于腋下乳外天池穴，循上肢内侧正中线下行，至手中指端中冲穴，其从掌中分出一支，行至手无名指尺侧端关冲穴，交于三焦手少阳之脉；三焦手少阳之脉受心主手厥阴心包络经脉之气，起于手无名指尺侧端关冲穴，循上肢外侧正中线上行，至头面部目外眦童子髎穴，交于胆足少阳之脉；胆足少阳之脉受三焦手少阳经脉之气，起于头面部目外眦童子髎穴，循身之侧下行，经下肢外方至足四指外侧端窍阴穴，其从足跗分出一支，行至足大指丛毛之际，交于肝足厥阴之脉；肝足厥阴之脉受胆足少阳经脉之气，起于足大指丛毛之际，下行至大指外侧端大敦穴，循下肢内侧前缘上行，至内踝上八寸交出脾足太阴经脉之后，循内侧正中线上行，过阴器，入腹，属肝，入注肺，交于肺手太阴之脉为一周。这种十二经脉的循行交接，构成了人体的经脉循环，故《素问·举痛论》说："经脉流行不止，环周不休"。经脉乃人体组织结构，非能流行，所谓"经脉流行不止"者，乃"经脉"中所行之血气"流行不止"也。《灵枢·经脉》中在提出了"谷入于胃，脉道以通，血气乃行"之后，论述十二经脉的循行，也说明了所谓"十二经脉之循行"者，乃"血液流行之正常道路"，亦即营气运行之正常道路也。以血液在经脉中正常运行，环周不休，即为营气也。《灵枢·营气》说："营气之道，内谷为宝。谷入于胃，乃传之肺，流溢于中，布散于外。精专者，行于经隧，常营无已，终而复始，是谓天地之纪。故气从（手）太阴出注手阳明，上行注足阳明，下行至跗上，注大指间与太阴合，上行抵髀（脾），从脾注心中，循手少阴出腋，下臂，注小指合手太阳，上行乘腋，出颐内，注目内眦，上巅下项，合足太阳（此句当在"注目内眦"句下），循脊下尻，下行注（足）小指之端，循足心，注足少阴，上行注肾，从肾注心，外散于胸中，循心主脉出腋下臂，出两筋之间，入掌中，出中指之端，还注小指次指之端合手少阳，上行注膻中，散于三焦，从三焦注胆，出胁，注足少阳，下行至跗上，复从跗注大指间合足厥阴，上行至肝，从肝上注肺，上循喉咙，入颃颡之窍，究于畜门；其支别者，上额，循巅下项中，循脊入骶，是督脉也，络阴器，上过毛中，入脐中，上循腹里入缺盆，上注肺中，复出太阴。此营气之所行也，逆顺之常也。"此论营气在经脉中运行环周的道路，除另出一"任督循环"外，余文则为对十二经脉循行的简述，从而表明《灵枢·逆顺肥瘦》所述手足三阴三阳脉行之逆顺，乃指营气运行环周的方向和道路。

然而，人身营气运行环周的方向何以如此而不如彼呢？就是说为什么手之三阴"从藏走手"而不是"从手走藏"，手之三阳"从手走头"而不是"从头走手"，足之三阳"从头走足"而不是"从足走头"，足之三阴"从足走腹"而不是"从腹走足"呢？这是人体经脉内血气流行本身固有的特性，是古人在长期临床观察中发现，是长期医疗实践经验的总结。它体现了人体十二藏府升降的规律，是针刺治疗中迎随补泻法的理论基础。

《灵枢·逆顺肥瘦》此文所述的十二经脉循行规律，表明了十二藏府的升降规律是：凡藏气是上升的，它所相表里的府气就是下降的，如足三阴经所属之藏气上升，它所相表里的足三阳经所属之府气就下降；凡藏气是下降的，它所相表里的府气就是上升的，如手三阴经所属之藏气下降，它所相表里的手三阳经所属的府气就上升；反之，凡府气是上升的，它所相表里的藏气就是下降的，如手三阳经所属之府气上升，它所相表里的手三阴经所属之藏气就下降；凡府气是下降的，它所相表里的藏气就是上升的，如足三阳经所属之府气下降，它所相表里的足三阴经所属之藏气就上升，这是一个方面。在另一个方面，凡手经所属藏府之气是上升的，它同名的足经所属藏府之气就是下降的，如手三阳经所属之府气上升，足三阳经所属之府气就下降；凡手经所属藏府之气是下降的，它同名的足经所属藏府之气就是上升的，如手三阴经所属之藏气下降，足三阴经所属之藏气就上升，反之，凡足经所属藏府之气是下降的，它同名的手经所属藏府之气就是上升的，如足三阳经所属之府气下降，它同名的手三阳经所属之府气就上升；凡足经所属藏府之气是上升的，它同名的手经所属藏府之气就是下降的，如足三阴经所属之藏气上升，它同名的手三阴经所属之藏气就下降。至于各个藏府升降机能的具体论述，见拙著《读医心得·祖国医学的升降学说》中。

《灵枢·九针十二原》说："逆而夺之，恶得无虚，追而济之，恶得无实"。逆，即其下文"迎之"之"迎"也。追，即其下文"随之"之"随"也。它表明在针刺治疗中，迎而夺之，可以达到泻除邪气的作用；随而济之，可以达到补益正气的作用，故《灵枢·针解》说："迎而夺之者，写也；追而济之者，补也"。所谓"迎而夺之"者，是说在施行针术时，针刺要逆着经脉循行的方向行针而刺；所谓"随而济之"者，是说在施行针术时，针刺要顺着经脉循行的方向行针而刺。《灵枢·寒热病》中所载："刺虚者，刺其去也；刺实者，刺其来也"之文，就是论述的这一点。所谓"刺其去"、"刺其来"，正是要求按照经脉的循行规律亦即营气在经脉中运行的方向施行或逆经脉之行或顺经脉之行的针刺方法，这就是针刺治疗的迎随补泻法，从而表明了十二经脉的循行规律，亦即营气在经脉中运行的规律，是针刺治疗中迎随补泻法的理论基础。

　　《灵枢·逆顺肥瘦》此文内容，是长期医疗实践经验的总结，是祖国医学基本理论的重要组成部分。它的产生是有其客观基础的。它对于指导祖国医学的临床实践有着不可动摇的地位。在继承发扬祖国医学的今天，我们必须正确地理解它，掌握它，从而更好地运用它，发扬它，使其在人民保健事业上和医学科学事业的发展上发挥更大的作用。然而近人对它颇有以"把两手上举，就是阴升阳降"之说为释者，这不仅歪曲了它产生的客观基础，抹杀了它所包含的医学实质内容，而且也对阴阳学说的基本规律制造了混乱，这实在是为我们所不足以取的。

试论《黄帝素问直解》

《汉书·艺文志·方技略》载"《黄帝内经》十八卷",而未及《素问》之名。《素问》这一书名,首见于后汉张仲景《伤寒杂病论集》中。晋代皇甫谧《针灸甲乙经·序》说:"按《七略·艺文志》'《黄帝内经》十八卷'。今有《针经》九卷,《素问》九卷,二九十八卷,即《内经》也。"据此,则《汉书·艺文志·方技略》所载《黄帝内经》之书实赅有《素问》在内,而《素问》乃《黄帝内经》中一部分内容也,惟其在流传过程中又单独作为一部分耳,故《隋书·经籍志·子部》亦著录为"《黄帝素问》九卷"也。

概诸《素问》、《针经》或《灵枢》在内的《黄帝内经》,论述了人体解剖、生理、病因、病机、诊断、治则、摄生等方面的基本理论和各种医疗方法,形成了比较系统和比较完整的理论体系,促进了我国古代医学的发展,是张仲景撰写《伤寒杂病论》的重要参考书之一,即所谓"开《伤寒》、《金匮》之治法"者也。现在又为我们继承发扬祖国医学的必读之书。然《素问》成书时间较早,约当战国之世,文字古奥,义理深邃,较难读晓,而古医家对《素问》研究所作的注释,则为我们今天研习《素问》之书提供了方便。

《素问》有注,始于隋代全元起。惟全注《素问》

于宋后即已失而不传矣!

全元起之后,在唐代,有启玄子王冰氏者,对《黄帝内经素问》一书进行了全面整理和注释,并将其从郭子斋堂受得其先师张公秘本用以填补了《素问》的亡佚,将《素问》一书勒成为二十四卷,使《素问》一书得以如今之貌而流传未绝,此诚王冰次注之功也。王冰生于近古之世,其注《素问》一书,文字质朴,未尚华饰,所得《素问》之本义亦多,于祖国医学基本理论的发挥亦复不少,足补《素问》之不逮。惟惜其注释有些部份嫌简略,且遗而未注者亦夥。至宋,林亿、孙奇、高保衡等又对《素问》次注作了新校正,并保存了全注的零星内容和全注《素问》的篇卷概貌。其后,马莳、吴昆、张志聪、高世栻辈竞相为注,使《素问》注本渐至多种,且另有杨上善《太素》、张介宾《类经》等则合《素问》、《针经》或《灵枢》之文从新编撰而并为之注,从而使"施行不易,披会亦难"(王冰《素问序》语)的《素问》内容可以为人阅读矣。

其中高世栻者,字士宗,清季浙江钱塘人,师事张志聪研习《黄帝内经》等书,《清史稿·列传二百八十九·艺术一》谓其"少家贫,读时医通俗诸书,年二十三即出疗病,颇有称。后自病,时医治之,益剧,久之,不药,幸愈。翻然悔曰:'我治人,殆亦如是,是草菅人命也。'乃从志聪讲论轩、歧、仲景之学,历十年,悉窥精奥。"高氏学成之后,认为《素问》一书的各家注释,非苟简隙漏,即敷浅不经,至张志聪《素问集注》则意义艰深,失于隐晦,仍不便初学者研习,于是乃更为之注,而写《黄帝素问直解》。高氏之注

《素问》，吸收了各家《素问》注释之优，于每篇先诠释篇名，阐明其前后篇的连贯关系，次及篇中大旨逐为拈出，将一篇之中的内容分为数节，使学者易于领会，自诩其注释直接明白，此乃其书之所以题之曰"直解"者也。

高氏《素问》之注，语言多要而不繁，文字亦可称晓畅，确乎符合其"直解"之实，而对经文之注释又鲜有遗漏者，真可谓"《素问》有其文，而高氏即有其解"也。在阐发《素问》经义上，高氏亦每有其独特之见地，例如其注《生气通天论》中"因于气，为肿"之文说："气，犹风也。《阴阳应象大论》云：'阳之气，以天地之疾风名之'。"这种见解，实较他注均优。这里高氏引用《阴阳应象大论》为据而训"气"为"风"使其文成为"因于风"之句，与其上文"因于寒"、"因于暑"、"因于湿"等句构成了"风"、"寒"、"暑"、"湿"四气连述，是正确的，在古文献上常见到这样的用法；"因于风，为肿"的医学思想，在《平人气象论》中亦可找到例证，即所谓"面肿曰风"者是也。再例如其注《五藏别论篇》中"所谓五藏者，藏精气而不写也，故满而不能实；六府者，传化物而不藏，故实而不能满也"之文说："申明所谓五藏者，藏精气之凝结而不输写也，但藏精气，无有糟粕，故满而不能实；若六府者，传化食物，输写不藏，故实而不能满也。盖凝结之精气充足则曰满，饮食之糟粕充足则曰实。"这就指出了此文之"满"主要是指"无形质的精微的气态物"，而"实"则主要是指"有形质的粗糙的固态物"。此文"满"、"实"二字的这种义训，比古代的一些随文敷衍的解释具体而清楚，也比今人随意解说者为正确。又例如其注《大奇论》中"脉至如喘，名曰暴厥"之文说："喘，疾促不伦也"。这里虽未注明此文"如"字当读为"而"，然于"喘"字之义则迳释之为"脉"来"疾促不伦"，尚属简捷明了而确切。《说文·口部》说："喘，疾息也"。是"气息疾速"为"喘"而"喘"有"疾"义也。根据古文字训诂的引伸原则，"喘"为"气息疾速"而有"疾"义，自可引伸以为"脉来疾速"之用，故《素问》中每有以"喘"字阐述其"脉来疾速"者。从而表明了高氏"喘"字之注实较他注为优也。还有，高氏于《五运行大论》中阐述"大气"与"六元之气"的关系时说："统言之，则曰大气，析言之，则有燥、暑、风、湿、寒、火六气"；于《六微旨大论》中阐释"故器者，生化之宇"的"器"字时，即本《周易·系辞上》"形乃谓之器"之义，说"凡有形者谓之器，人与万物生于天地之中，皆属有形，均谓之器"，等等，等等，则均有其自己的见解。

《素问》一书在其长期流传过程中，由于种种原因，以致其内容脱误者颇多，高氏都进行了仔细考校，确参订正。其于文字脱落者，则增补之，如《缪刺论》中"缪传引上齿，齿唇寒痛，视其手背脉血者去之，足阳明中指爪甲上一痏……"的"一痏"字上补入"各"字是其例；其于文字衍剩者，则删削之，如《缪刺论》中"邪客于足少阴之络，令人嗌痛不能内食，无故善怒，气上走贲上，刺足下中央之脉各三痏，凡六刺，立已，左刺右，右刺左。"之文提出了删去"左刺右，右刺左"六字是其例；其于文字讹错者，则改正之，如《至真要大论》中"夫五味入口，各归所喜攻，酸先入肝，苦先入心……"之文改成了"夫五味入口，各归所喜，故酸先入肝，苦先入心……"是其例；其于文字倒误者，则移易之，如《脉要精微论》中"五色精微象见矣，其寿不久也"之下的"夫精明者，所以视万物，别黑白，审短长。以长为短，以白为黑，如是则精衰矣"一段，移至"夫精明五色者，气之华也"文前是其例。其订正《素问》中所谓错讹脱误者共达八十余处之多，对学者很有启示和帮助。高氏生于清代早期，缺乏考据学知识，所解《素问》虽不无想当然之处，然高氏治学勤恳，研讨努力，其所写《黄帝素问直解》之书，仍是学者研习《素问》的一部重要参考书籍。清光绪年间淳安教谕仲学辂论述过高氏撰写《黄帝素问直解》的原因及《黄帝素问直解》一书的特点、价值和作用，他说："当隐菴之注《素》、《灵》也，及门方盛，师若弟融会《内经》全部精蕴，逐层发挥，荒经之家率嫌其晦，士宗因作《直解》，专取隐菴言外之意，以明先圣意中之言，如锥画沙，如印印泥，视《集注》殆无多让焉。……《素问》为《灵枢》所讬始，亦即医道所讬始，《直解》尤利初学。此书不出，初学何观？……世有读《集注》而不能咀嚼者，还求之《直解》可矣。"这就表明了高氏的《黄帝素问直解》本是初学《素问》者的一部不可缺少的《素问》注释书，近又经于天星君加"按"于每篇末附出"讨论意见"亦即"联系临床实际，作了若干必要评述"而出版，从而使其书更富有优异性，对初学具有了更大的帮助作用，就是对《素问》研究者来说，也不失为一部有益的参考书，故颇值得一读！

《难经》成书年代考

　　《难经》，又叫《八十一难》，也有叫它做《八十一
问》的。它在祖国医学里，是起过一定作用的。它除
阐发了《黄帝内经》的某些医学理论外，还在"命
门"、"三焦"和"脉诊"等方面的理论创造上作出了自
己的成绩。当然，它里面还掺杂有一些不切实际的
东西。

　　《难经》一书，清代姚际恒把它收入在他的《伪
书考》中。然姚氏之所以把《难经》列为伪书，主
要是因为《难经》题为"战国秦越人撰"是没有根
据的。这里且不说姚氏这种处理古代著作的方法是
否正确，只从医学史的角度来对《难经》的成书时
代加以探讨，这对于研究祖国医学的发展也许不是
无益的。

　　我们在考察《难经》成书的真正时代的时候，如
果企图在古代文献上找到直接的说明文字，恐怕是不实
际的。事实上，就现在来说，这只能从《难经》和其
他古代文献的关系上找到一些侧面材料去探讨《难经》
成书的大致年代。

　　《难经》一书，未见于《汉书·艺文志》。《隋书·
经籍志》载有"《黄帝八十一难》二卷"，然未著录撰者
姓氏，至《旧唐书·经籍志》载"《黄帝八十一难经》
十卷"，始题"秦越人撰"，随着《新唐书·艺文志》

也记载"秦越人《黄帝八十一难经》二卷"。这就说明了《难经》之书，题为秦越人撰，乃唐、宋人所为，实非战国时代的秦越人所著，且秦越人号扁鹊。《史记·扁鹊仓公列传》载扁鹊对于赵简子、虢太子、齐恒侯三疾之治，而无著《难经》之说，《脉经》、《甲乙经》、《千金要方》等书，载《难经》之文不言引自扁鹊，而引扁鹊之语又不见于《难经》，故无怪乎清人姚际恒要称其为"伪书"了。

《难经》一书，不是战国时代的秦越人撰，已如上述。我从一些古代文献的考察中，似乎可以认为《难经》的成书时间，大约在"后汉"。下面就来谈一下这个问题。

（一）杨玄操《难经集注序》说："按黄帝有《内经》二帙，帙各九卷，而其义幽赜，殆难穷览，越人乃采摘英华，抄撮精要，二部经内凡八十一章，勒成卷轴，伸演其道，探微索隐，传示后昆，名为《八十一难经》，以其理趣深远，非卒易了故也"。这里杨玄操仍然是把《难经》说成秦越人撰是有谬误的，但说明了《难经》是阐发《内经》之难则是对的，滑寿《难经本义·自序》也说："《难经》……盖本黄帝《素问》、《灵枢》之旨，设为问答，以释疑义"。《难经》既然是阐发《内经》之难的，它的成书当然要晚于《内经》而在《内经》之后了。考《内经》成书于战国后期，有些内容又是秦汉年间陆续补充的。这就规定了《难经》的成书时间不能早于战国后期，甚至不能早于秦汉时代。

（二）长沙马王堆汉墓出土的故佚书《经法·论》中说："岐（蚑）行喙息，扇蜚（飞）耎（蠕）动"，

《〈黄帝四经〉初探》一文说："这两句美文，汉朝人是经常用的"（见《文物》1974年10号）。不错，在汉代人的著作里，每见到这"蚑行喙息，蠕飞蝡动"两句者，如陆贾的《新语·道基》说："蚑行喘息蜎飞蠕动之类，水行陆生根著叶长之属，为宁其心而安其性……"，刘安的《淮安子·原道训》说："蚑行喙息，蠕飞蝡动，待而后生，莫之知德，待而后死，莫之能怨"，《淮南子·俶真训》说："蠕飞蝡动，蚑行哙息，可切循把握而有数量"，司马迁的《史记·匈奴传》说："蚑行喙息蠕动之类，莫不就安利而辟危殆"，班固的《汉书·公孙弘传》说："蚑行喙息，咸得其宜"，王褒的《洞箫赋》说："是以蟋蟀蚸蠖，蚑行喘息……"（见《文选》卷十七）等等均是。然《难经·六十三难》也说："诸蚑行喘息，蜎飞蠕动，当生之物，莫不以春而生"。据此，则《难经》的成书时间，当在汉代。

（三）《难经·十六难》说："是其病有内外证"，并接着详细论述了五脏的"内证"和"外证"。这里对疾病的外候用了"证"字。考《黄帝内经》现存的一百六十篇中，除《素问》讨论"运气学说"的所谓"七篇大论"外，其余各篇对疾病的外候，则曰"病形"，曰"病能"，曰"病状"，曰"病之形能"，均未用"证"字，《史记·扁鹊仓公列传》也未用"证"字，只有《素问》中所谓"七篇大论"的《至真要大论》一篇提出了："气有高下，病有远近，证有中外，治有轻重"，才用了"证"字。从对疾病的外候用"形"、"能"、"状"等字转而用"证"字，似有一个时间过程。根据考证，《素问》中所谓"七篇大论"，为后汉时代的作品。《素问》中所谓"七篇大论"的《至真要大论》说："证有中外"，《难经·十六难》说："是其病有内外证"，二者思想一致，产生的时间自应相距不远，《素问》中所谓"七篇大论"为后汉时代作品，《难经》的成书年代亦当在后汉时代。

（四）《难经·三十一难》说："三焦者，水谷之道路，气之所终始也"，《白虎通·情性》说："三焦者，包络府也，水谷之道路，气之所终始也"。二者言"三焦为水谷之道路，气之所终始"的文字相同而不见于《内经》，其是《难经》抄《白虎通》的，抑是《白虎通》抄《难经》的，过去无人讨论过。考《白虎通》一书，为后汉班固撰，是班固根据后汉章帝建初四年即公元79年诸儒在"白虎观"考定五经同异而奏的《白虎通德论》撰集的，而班固又撰《汉书·艺文志》。其《汉书·艺文志》未著录《难经》一书，表明班固没有看到过《难经》，从而表明《白虎通》的这段文字不是抄录《难经》的，而《难经》的这段文字却是抄录《白虎通》的，表明《难经》的成书晚于《白虎通》。因而这就告诉我们，《难经》成书的年代上限只能在公元79年的后汉章帝建初四年以后。

（五）《伤寒论·伤寒杂病论集》说："乃勤求古训，博采众方，撰用《素问》、《九卷》、《八十一难》、《阴阳大论》、《胎胪》、《药录》并平脉辨证，为《伤寒杂病论》合十六卷"。这说明了张仲景在写《伤寒杂病论》的时候，《难经》就是他的一部重要参考书籍。据《张仲景生平问题的讨论》一文的考证，张仲景生于后汉桓帝和平元年即公元150年左右，死于后汉献帝建安十六～二十四年即公元211～219年之间，而《伤寒杂病论》之书约写成于后汉献帝建安十五年即公元210年左右（见《新中医药》1953 年 8 月号）。因而这就告诉我们，《难经》成书年代的时间下限只能在公元 210 年即后汉献帝建安十五年以前。其实，根据《伤寒论》、《金匮要略》用"淋"而不用"癃"，《难经》用"癃"而不用"淋"没有避汉殇帝刘隆讳的情况，则《难经》成书的年代下限很大可能就在公元 106 年即后汉殇帝延平左右。

《难经》析疑一则

《难经·十六难》说:"假令得肝脉,其外证:善洁,面青,善怒;其内证:齐左有动气,按之牢若痛。其病四肢满,闭癃,溲便难,转筋。有是者,肝也,无是者,非也。"

本《难》所述肝病外证的"善洁"一证,注家均以"清净"为释,如吕广注说:"外证者,腑之候。胆者,清净之腑,故……善洁,若衣被饮食不洁者,其人便欲怒"(见《难经集注》),滑寿注说:"肝与胆合,为清净之腑,故善洁"(见《难经本义》),丁锦注说:"肝脏清净,故善洁"(见《古本难经阐注》)。

按:这些注释,实属望文生义,牵强附会,不足为训。其实,本《难》所谓"外证",是言其证状之显见于外者,所谓"内证",则是言其病证之在内者耳,非谓腑病为外证、脏病为内证也。本《难》所谓"善洁"二字,原文明谓其是"肝病"的一个"外证",是一种病变,而注家竟释之以"胆",且以胆"为清净之腑"的生理功能解释其"善洁"这一病理变化之义,真是南其辕而北其辙,尤其释以什么"若衣被饮食不洁者,其人便欲怒",更是滑天下之大稽!张寿颐《难经汇注笺正》亦谓"肝病善洁,义不可晓,恐有讹误,而各家注者,竟能以胆为清净之腑,而附会好洁之义,此乃八股家作搭截题文,钩渡钩挽之能手，初不意医理病理中，亦有此牵萝补屋手段。"也对这种牵强附会的注释作了斥责（但张氏在这里把注家引《难经》"清净"一词的"清洁干净"之义，斥为"清净无为"，则是歪曲），惜张氏对"善洁"一证，却提出了"义不可晓"，虽疑其文"有讹误"，但未认真给以考核，把它弄清。考这里的"洁"字，当是"瘛"字之误。古代无洁字，其用"洁"字只作"絜"。"絜"可通"挈"。"挈"、"絜"二字均从"韧"声，故亦可通假，《集韵·入声九》载"汲水具"的"楔槹"或从"絜"作"㮯"、"刀镰"的"锲"或从"挈"作"镲"或从"絜"作"镰"，可证。这里当是"瘛"字省"疒"旁而作"挈"，又借作"絜"，后被浅人妄加"氵"旁而成为"潔"的。瘛，又作"掣"，作"瘦"，作"瘈"。关于"善瘛"一词，在《内经》中就曾多次使用，如《灵枢·厥病》说："厥心痛，与背相控，善瘈"，《灵枢·五邪》说："邪在肝……行善掣"，《素问·脏气法时论》说："脾病者……行善瘦"，《素问·气交变大论》说："岁土太过……行善瘦"等均是。

《汉书·沟洫志》说："岸善崩"，颜师古注："善崩，言憙崩也"。憙，谓"喜好"，故滑寿本《难》注说："善，犹'喜好'也"。瘛，《广雅·释言》说："瘈，疭也"，王念孙疏证说："《潜夫论·贵忠篇》云：'哺乳太多则必掣纵而生痫'。……瘈之言掣、疭之言纵也。《说文》云：'引而纵曰瘛'。瘛与掣同。"《玉篇·手部》说："瘛，牵也，引纵也。"《素问·玉机真脏论》说："病筋脉相引而急，病名曰瘈"，王冰注："筋脉……跳掣，故名曰瘈。"是"瘛"乃"瞤掣牵引"之谓。善瘛，则谓其病每多瞤掣牵引之证。肝主筋而司运动，在变动为握，故本《难》谓"肝有病"则外证"善瘈"而临床上多见筋脉瞤瘈或肢体搐搦之证也。

论《金匮要略》一书的形成

张仲景在《伤寒论·伤寒杂病论集》中说:"感往昔之沦丧,伤横夭之莫救,乃勤求古训,博采众方,撰用《素问》、《九卷》、《八十一难》、《阴阳大论》、《胎胪》、《药录》并平脉辨证,为《伤寒杂病论》合十六卷……"。是张仲景在大疫之后,抱着"感往昔之沦丧,伤横夭之莫救"的悲痛心情,奋发钻研古代医学理论知识,广泛采集各家医疗方法和治病经验,在自己医疗实践的基础上,写出了《伤寒杂病论》一书,将古医经、经方两家冶于一炉,创立了祖国医学理、法、方、药全备的辨证施治体系,其内容达十六卷之多。惜其书早已亡佚,早在北宋时期甚或以前即已亡佚无传了!今所传《伤寒杂病论》一书较晚出,未可遽信为张仲景《伤寒杂病论》之原书也。

现在广泛流传的《伤寒论》和《金匮要略》两书,学术界一般公认为其确系张仲景著作,为《伤寒杂病论》的两个组成部分。然《伤寒杂病论》一书怎样成为现在流传的《伤寒论》和《金匮要略》两书了呢?过去有人认为是晋代王叔和所分,有人认为是宋代林亿等人所分。其实,《伤寒杂病论》分成《伤寒论》和《金匮要略》两书,既不是分自晋代王叔和,也不是分自宋代林亿等人,而是在它长期流传过程中逐渐地自然形成的。

众所周知，张仲景所写的《伤寒杂病论》，经过数十年后，在晋代，王叔和对其"伤寒"部分进行了整理，从而出现了《伤寒论》一书的流传。

到唐代，孙思邈《千金翼方》"卷九"、"卷十"两卷中所论述的"伤寒"，以"方证同条，比类相附"的方式，全载今本《伤寒论》中从"痉湿暍病"到"阴阳易差后劳复食复病"的内容，且明谓这是对张仲景《伤寒大论》"鸠集要妙，以为其方"而"用之多验"的。这里所谓的《伤寒大论》，就是王叔和整理的《伤寒论》之书。然而在王焘所撰的《外台秘要》一书里，所引现在流传的《伤寒论》和《金匮要略》两书的内容，却概称引自《伤寒论》。王焘《外台秘要》所谓的《伤寒论》一书，是既包括有今本《伤寒论》的内容，又包括有今本《金匮要略》的内容。说明了这个所谓《伤寒论》，实是《伤寒杂病论》书名的简称。从而也表明了在唐代时，王叔和整理的《伤寒论》和张仲景原著的《伤寒杂病论》二书在同时流传。

迨至北宋仁宗之朝，林亿、孙奇、高保衡等奉敕校正医书时，王叔和整理的《伤寒论》继续在流传，而张仲景所著《伤寒杂病论》原书则早已亡佚而无传本了，故林亿等谓"张仲景为《伤寒杂病论》合十六卷，今世但传《伤寒论》十卷，杂病未见其书"也。

根据林亿等《金匮要略方论》序载："翰林学士王洙在馆阁日于蠹简中得仲景《金匮玉函要略方》三卷，上则辨伤寒，中则论杂病，下则载其方并疗妇人，乃录而传之士流才数家耳。尝以对方证对者施之于人，其效若神。然而或有证而无方，或有方而无证，救疾治病，其有未备，国家诏儒臣校正医书，臣奇先校定《伤寒论》，次校定《金匮玉函经》，今又校成此书，仍以逐方次于证候之下，使仓卒之际便于检用也；又采散在诸家之方，附于逐篇之末，以广其法。以其'伤寒'文多节略，故所自'杂病'以下终于'饮食禁忌'，凡二十五篇，除重复合二百六十二方，勒成上、中、下三卷，依旧名曰《金匮方论》。"表明了宋翰林学士王洙在蠹简中发现的《金匮玉函要略方》，"上则辨伤寒，中则论杂病，下则载其方并疗妇人"，一共只有三卷，显然不是张仲景所写十六卷本的《伤寒杂病论》原本，而是唐、宋间人对张仲景《伤寒杂病论》的内容进行了不少删削而摘录其自己认为重要的部分编为上、中、下三卷，是《伤寒杂病论》的一个删节本，故将其名更之曰《金匮玉函要略方》。从其书更名曰《金匮玉函要略方》，也可看出是《伤寒杂病论》的删节本，所谓"金匮玉函"者，乃"珍贵"、"宝贵"、"贵重"、"保慎"之意，犹《新书·胎教》所谓"书之玉版，藏之金匮"也。所谓"要略"者，西汉刘安所著《淮南子》书末有"要略"一篇，乃分别概述《淮南子》书中《原道训》、《俶真训》、《天文训》、《地形训》等二十篇的主旨，故东汉许慎注其篇名《要略》说："略数其要，明其所指，字其微妙，论其大体"也。要，略也；略，要也。"要"、"略"二字，义可互训也。然此文。要略者，乃谓其是医学精要中之最精要者。同时，我们也确实发现了一些现在流传的《伤寒论》和《金匮要略》两书所未记载的张仲景著作的遗文，如《备急千金要方》卷二十六第一载："仲景曰：人体平和，惟须好将养，勿妄服药。药势偏有所助，令人藏气不平，易受外患"，

《外台秘要·疗疟方》载："张仲景《伤寒论》辨疟病……疟岁岁发，至三岁发，连日发不解者，以胁下有痞也。疗之不得攻其痞，但虚其津液，先其时发汗，其服汤已，先小寒者，渐引衣自覆，汗出小便利则愈。疟者，病人形瘦，皮上必粟起"，《素问·厥论》新校正按："张仲景云：少阴脉不至，肾气微，少精血，奔气促迫，上入胸膈，宗气反聚，血结心下，阳气退下，热归阴股，与阴相动，令身不仁，此为尸厥"，等等均是。这就足证王洙于蠹简中发现的《金匮玉函要略方》一书乃后人对张仲景《伤寒杂病论》的删节本。林亿等在校正此书时，以其书中伤寒之文甚为简略，且另有《伤寒论》一书在行世，故删其上卷，而将其下卷所载之方，又逐方次于证候之下，仍分上、中、下三卷，依旧名曰《金匮方论》。这就是现在流传的所谓《金匮要略方论》、《新编金匮要略方论》、《金匮玉函要略方》以及简称为《金匮要略》等本的来源。

据上所述，现在流传的《金匮要略》一书，是现在流传的《伤寒论》一书的姐妹篇，是张仲景《伤寒杂病论》中的"杂病部分"，也是祖国医学的经典著作之一，它汇粹了后汉及其以前的医学知识，整理了后汉及其以前的医疗经验，以阴阳五行、脏腑经络、营卫气血以及六淫、七情等学说为基础，以病名为纲，创造性地发展了具有整体观念的辨证施治的祖国医学理论，而为祖国医学说明着病因病机、诊断、预防和治疗方法。它是一部理论结合实际的医学专著，第一篇为总则，第二篇至第十七篇为内科病，第十八篇为外科病，第十九篇为琐碎病（暂如此称之），第二十至第二十二篇为妇产科病，第二十三篇为杂疗方，第二十四至第二十五篇为饮食禁忌。其中包括痉病、湿痹、中暍、百合病、狐蜮、阴阳毒、疟疾、中风、历节、血痹、虚劳、肺痿、肺痈、肺胀、胸痹、心痛、短气、奔豚气、腹满、寒疝、宿食、五脏风寒、肝著、肾著、脾约、三焦病、大肠病、小肠病、积聚、癫狂、痰饮、咳嗽、消渴、小便利、淋病、水气病、黄疸病、惊悸、出血、瘀血胸满、呕吐、哕证、下利（泄泻、痢疾）、创伤、痈疡、肠痈、浸淫疮、跌蹶、手指臂肿、转筋、阴狐疝、蛔虫病、尸厥、客忤和妇人胎前诸疾、产后诸疾、妇科杂病等数十种病证及其辨证治疗以及溺死、缢死的解救方法。它在以辨证论治为特点的中医学里，又具有"分类简明、辨证切要、文字质朴、经验可靠"的优点，所以它一千七百年来一直是在指导着中医临床工作的实践，它实为中医治疗内、妇科疾病的一部宝贵典籍，因而它也就是我们每个修习中医和研究祖国医学的一部必读之书。

《金匮要略》的学习方法

《金匮要略》成书于一千七百年前的后汉时代，文字既然古奥，内容又颇多错讹和脱简，如不运用一定的学习方法，是不容易把它学好的。现在将我个人对《金匮要略》一书的读法介绍出来，以供《金匮要略》的读者参考。

（一）学习主要精神，不死扣字眼或死于句下。由于现行《金匮要略》之书，为宋代翰林学士王洙在馆阁日于蠹简中发现，其中错简脱误颇多。例如《五脏风寒积聚病篇》五脏各有中风、中寒，今脾只载中风不载中寒，而肾中风、中寒均不载；又如《痉湿暍病篇》第七、八节错脱等等，再加上汉代的文字古奥，笔法古老，学习时应该掌握其主要的精神实质，不能光钻牛角尖死扣字眼以辞害义。如《脏腑经络先后病篇》第十三节说："风中于前，寒中于暮"、《百合狐惑阴阳毒病篇》第十一节说："百合病……每溺时头痛者，六十日乃愈，若溺时头不痛淅然者，四十日愈，若溺快然但头眩者，二十日愈"。前者是说"热邪归阳，寒邪归阴"，邪气总是循着"物从其类"的规律伤人；后者是说百合，病证现"溺时头痛的"为病重而愈期较慢，证现"头不痛淅然的"为病较轻而愈期较快，证现"溺快然但头眩的"为病更轻而愈期更快。绝对不能机械地把前者理解为风邪只在上午伤人而下午不伤人，寒邪只在下午伤人而上午不伤人，也不能机械地把后者理解为出现不同证候的百合病，一定是"六十日乃愈"、"四十日愈"、"二十日愈"，一天也不能多，一天也不能少。如果这样死死地去理解，就将与临床实际情况不相合。再如《血痹虚劳病脉证并治》第三节说："夫男子平人，脉大为劳，极虚亦为劳。"意思是说人的形体虽无症状而脉象已出现了"大"或"极虚"，这是虚劳之渐，精气内损，已将成为虚劳病证。所谓"男子"，是指病由房劳伤肾，并不是本节之病只害男子而女子不害；所谓"平人"，是指脉病形不病，并不是真正健康人，与《素问·平人气象论》中所谓"平人者，不病也"的"平人"一词的意义不同。否则，何以解释其"大"或"极虚"的脉象？

（二）参阅汉代及其前后相距不远时代的医学著述，如《黄帝内经》、《八十一难经》、《神农本草经》、《伤寒论》、《金匮玉函经》、《甲乙经》、《脉经》、《肘后方》、《诸病源候论》、《备急千金要方》、《千金翼方》以及《外台秘要》等等，来帮助学习。其作用有二：一因其著作年代与《金匮要略》的成书年代相距不远，因而，其语言文字和学术思想都比较相近，可以相互会通，这就大大地便利于学习时能够比较正确地理解《金匮要略》内容的原意；一因其记载有《金匮要略》的某些内容，可以校正《金匮要略》某些文字的谬误，使其出现本来面貌而便于学习。

关于前者，例如《黄疸病脉证并治》第十五节说："黄疸病，茵陈五苓散主之"。文中只有"黄疸病"三字，而没有具体证状，然茵陈五苓散又不能主治所有的黄疸病，这就需要考究《素问·平人气象论》"溺黄赤安卧者，黄疸"、"目黄者，曰黄疸"之文，才可了解本节黄疸病有"目黄"、"溺黄赤"、"安卧"等证在内；再例如《肺痿肺痈咳嗽上气病脉证治》第八、九节说："咳而脉浮者，厚朴麻黄汤主之"、"脉沉者，泽漆汤主之"。然仅凭"咳而脉浮"或"脉沉"就无法运用"厚朴麻黄汤"或"泽漆汤"，这在《备急千金要方》和《脉经》上记载较详：《备急千金要方》卷十八第五："咳而大逆上气、胸满，喉中不利，如水鸡声，其脉浮者，厚朴麻黄汤"、"夫上气，其脉沉者，泽漆汤"，《脉经》卷二第三："寸口脉沉，胸中引胁痛，胸中有水气，宜服泽漆汤"。

关于后者，例如《腹满寒疝宿食病脉证治》第十七节说："寒疝绕脐痛，若发则白津出，手足厥冷，其脉沉紧者，大乌头煎主之"。何为"白津"？《外台秘要·寒疝腹痛方门》载："仲景《伤寒论》寒疝绕脐苦痛，若发则白汗出，手足厥寒，若脉沉弦者，二物大乌头煎主之"，表明了所谓"白津"乃"白汗"之误；（赵本《金匮要略》亦作"白汗"。）再例如《痉湿暍病脉证》第二十二节说："风湿，脉浮，身重，汗出，恶风者，防己黄芪汤主之。防己黄芪汤方：防己一两，黄芪一两一分，甘草半两炙，白术七钱半，右剉麻豆大，每抄五钱匕，生姜四片，大枣一枚，水盏半，煎八分，去滓温服，良久再服。喘者加麻黄半两，胃中不和者加芍药三分，气上冲者加桂枝三分，下有沉寒者加细辛三分。服后当如虫行皮中，从腰下如冰，后坐被上，又以一被绕腰下，温令微汗，差。"其方的煎法及药物用量何以与《金匮要略》中其它方剂的煎法及药物用量不一样？《备急千金要方》卷八第八载："治风湿脉浮，身重，汗出，恶风，方：汉防己四两，甘草二两，黄芪五两，生姜、白术各三两，大枣十二枚。右六味㕮咀，以水六升，煮取三升，分三服，服了坐被中，欲解如虫行皮中，卧取汗。"表明了其方的煎法和药物用量均为后人所改定，而不是《金匮要略》的原方。

另外，《金匮要略》一书中的少数内容，还要运用"训诂学"知识才能对它得到正确理解。如《五脏风寒积聚病脉证并治》第十二节说："阴气衰者为癫，阳气衰者为狂。"如用现在一般理解的字义，把"衰"字当作"虚少"解释是不能把它读通的，必须根据《说文·衣部》所谓"衰，草雨衣"之义，作"重叠"讲，始与《难经·二十难》"重阳者狂，重阴者癫"之义相符合。

（三）读于无字处。对于《金匮要略》书中的内容，不仅要从其文字的正面、反面、侧面去进行学习，进行理解，而且要从其没有字句的地方找出问题，发现内容。

1. 从下文找出上面内容。在《金匮要略》的文章中，往往有省笔法的出现，这必须从下文中发现上面的内容，如《痰饮咳嗽病脉证并治》第十八节说："病者脉伏，其人欲自利，利反快，虽利，心下续坚满……"。从"心下续坚满"之句，就可确定其"病者脉伏"句下，原有"心下坚满"之证存在；再如《黄疸病脉证并治》第十三节说："谷疸之为病，寒热不食，食即头眩，心胸不安，久久发黄为谷疸，茵陈蒿汤主之。茵陈蒿汤方：茵陈六两，栀子十四枚炒，大黄三两。右三味，煮取三升，去滓，分温三服，小便当利，尿如皂荚汁状，

color正赤，一宿腹减，黄从小便去也"。从其文的"小便当利"和"一宿腹减"之句，就可确定其病原有"小便不利"和"腹满"之证存在。

2. 以方测证，即从方药中找出证状。《金匮要略》书中，很多条文叙述的证候不详而包括在所用的方药之中，这叫做"证以方略"，或者说"寓证于方"。例如《痉湿暍病脉证》第二十节说："湿家身烦疼，可与麻黄加术汤，发其汗为宜……"。仅只"湿家身烦疼"，是无法确定"可与麻黄加术汤"的。既然是可与麻黄加术汤，这就表明其病还有"麻黄汤"的"头痛，身痛，发热，恶寒，无汗而喘，脉浮紧"等证象存在；再例如《痰饮咳嗽病脉证并治》第十七节说："夫短气，有微饮，当从小便去之，苓桂术甘汤主之，肾气丸亦主之。"同一微饮"短气"（当然还有"小便不利"之证）而方治何以有二？这又必须从方药中找出二方的主治病证：苓桂术甘汤为温化中阳而利小便之剂，其病当有"心下逆满"之证，肾气丸为温化肾气而利小便之剂，其病当有"腰部酸痛"之证。

3. 以证测方，即从病证中找出方药。《金匮要略》书中，也有很多条文叙述病证较详而未出方治，这必须从病证中找出方治来，因为方治是包括在病证之中，这叫做"方以证略"，或者说是"寓方于证"。例如《水气病脉证并治》第十一节说："……病水，腹大，小便不利，其脉沉绝者，有水，可下之"和《惊悸吐衄下血胸满瘀血病脉证治》第十一节说："病者如热状，烦满，口干燥不（原误为"而"今改）渴，其脉反无热，此为阴伏，是瘀血也，当下之"。从其叙述的病证上，前者"有水"，知其可用"十枣汤类"下其水，后者

《金匮要略》的学习方法

"是瘀血也"，知其当用"下瘀血汤类"下其瘀血。

（四）前后条文连贯读。前面说过，《金匮要略》一书的文章中有很多省笔法，除以下文找出上面内容和从方药中找病证、从病证中找方药外，还必须把前后条文连贯起来读，才能对条文内容掌握得更完全，理解得更好。例如《痉湿暍病脉证》第一节说："太阳病，发热无汗，反（衍文，当删）恶寒者，名曰刚痉"，第二节说："太阳病，发热汗出，而不（此"不"字衍，当删）恶寒，名曰柔痉"等等，均须连接该篇第七节上半"病者身热足寒，颈项强急，恶寒，时头热，面赤目赤，独头动摇，卒口噤，背反张者，痉病也"读，否则，前者即为"伤寒"，后者即为"中风"，而无能区别其为"痉病"了；再例如《痰饮咳嗽病脉证并治》第二十一节说："脉沉而弦者，悬饮内痛。病悬饮者，十枣汤主之"，须连接该篇第二节"饮后水流在胁下，咳唾引痛，谓之悬饮"读，才能更好地确定"十枣汤"之治"悬饮"的具体适应证；该篇小青龙汤加减五法的第三十四至第三十九节，共六节更是需要紧密地连贯在一起读。

（五）前后条文、前后疾病比较读。在《金匮要略》一书里，和在祖国医学的其它书中一样，每个疾病都有着一定的特点，而各个疾病的每一发展过程同样也都有着自己的特点，但是许多疾病和各个疾病的许多发展过程又都有着相互联系和相类似的证状。这必须依据各自的特点，才能区别于其它疾病或疾病的其它过程。因此，学习时必须将前后条文、前后疾病进行比较，才能得出同中之异和异中之同，而达到掌握辨证论治的法则。例如《胸痹心痛短气病脉证治》第三节说：

"胸痹之病,喘息咳唾,胸背痛,短气,寸口脉沉而迟,关上小紧数,瓜蒌薤白白酒汤主之。瓜蒌薤白白酒汤方:瓜蒌实一枚捣,薤白半斤,白酒七升。右三味,同煮取二升,分温再服",第四节说:"胸痹不得卧,心痛彻背者,瓜蒌薤白半夏汤主之。瓜蒌薤白半夏汤方:瓜蒌实一枚捣,薤白三两,半夏半升,白酒一斗。右四味,同煮取四升,温服一升,日三服"。其第三节为胸痹病的主证主方,而第四节则是在第三节的基础上多"不得卧"一证,为痰气阻塞,故瓜蒌薤白半夏汤为瓜蒌薤白白酒汤加"半夏"以化痰。

(六)和《伤寒论》内容联系读。《金匮要略》和《伤寒论》二书,原是《伤寒杂病论》这一部书的内容,是《伤寒杂病论》在流传过程中逐渐被人分开出来的。它们的内容之间实有许多相联结之处,所以在学习《金匮要略》中的某些内容时,必须和《伤寒论》中的某些内容相联系才能把它读好,如《消渴小便利淋病脉证并治》第四节说:"脉浮,小便不利,微热,消渴者,宜利小便发汗,五苓散主之",第十三节说:"脉浮,发热,渴欲饮水,小便不利者,猪苓汤主之"。这两节文字虽有不同,其所述证候则均为"脉浮"、"发热"、"口渴"、"小便不利"等四证。然在治疗上,前者用"五苓散"发汗、利小便,后者用"猪苓汤"育阴、利小便。这就必须根据《伤寒论》中《太阳病篇》的"五苓散证"和《阳明病篇》的"猪苓汤证"加以理解,以区别二者在临床上的证候。

(七)在《金匮要略》一书中,有许多倒装文法和自注文法的条文,必须加以认识,才能对其条文内容进行正确理解。所谓"倒装文法",是文章中某些句子进行倒装的排列，如《疮痈肠痈浸淫病脉证并治》第四节说："肠痈者，少腹肿痞，按之即痛如淋，小便自调，时时发热，自汗出，复恶寒，其脉迟紧者，脓未成也，可下之，当有血；脉洪数者，脓已成，不可下也。大黄牡丹皮汤主之"。这里"大黄牡丹皮汤主之"之句，应当移于"当有血"句下，读为"肠痈者……其脉迟紧者，脓未成，可下之，当有血，大黄牡丹皮汤主之；脉洪数者，脓已成，不可下也"等等。所谓"自注文法"是文章中自行注释，即条文中某些句子又是另一些句子的注释，如《妇人产后病脉证治》第二节说："产妇郁冒，其脉微弱，呕不能食，大便反坚，但头汗出，所以然者，血虚而厥，厥而必冒，冒家欲解，必大汗出，以血虚下厥，孤阳上出，故头汗出。所以产妇喜汗出者，亡阴血虚，阳气独盛，故当汗出，阴阳乃复。大便坚，呕不能食，小柴胡汤主之。"其中从"所以然者"句起到"阴阳乃复"句止等十三句，就是层层注释本节产后郁冒病证的发病和病愈机制。

（八）《金匮要略》一书年代久远，其纸烂虫蛀，臆添妄改，辗转抄误均在所难免，在学习过程中，除以汉代及其前后相距不远时代的医学著作进行会通和校勘外，还应该从《金匮要略》的写作文例来确定其内容的是非，如《呕吐哕下利病脉证治》第十九节说："吐后渴欲得水而贪饮者，文蛤汤主之。兼主微风脉紧头痛"。这一节若据《金匮要略》文章先叙病证、后列方药的文例，则其"兼主微风脉紧头痛"一句就不是《金匮要略》的原文，而是《金匮要略》的注者不究文蛤汤为文蛤散之误遂妄加注释，又被后人抄写将注语混入正文之中的。另外，有些内容，通过古代书籍的校考和医学理论的会通以及临床实践的体会也无法理解，这就应该阙疑，不要死死地钻牛角尖和强加解释，因为这样做是徒劳无益的，如《奔豚气病脉证治》第一节说："师曰：病有奔豚，有吐脓，有惊怖，有火邪，此四部病，皆从惊发得之"，这是于理难通的，自应当付之阙如，以待将来。

总之，《金匮要略》是一部理论结合实际的古代医学著作，是中医治疗内、妇科等疾病的重要典籍，在指导中医内、妇科的临床实践上，实有着不可移易的地位，因而，对每一个中医内、妇科学者就具有不容忽视的重要价值。——当然，它的经验还是一千六七百年前的经验，这点我们还是应该看到的。

《金匮要略》析疑七则

《金匮要略》一书，是后汉张仲景所著《伤寒杂病论》的杂病部分。它记述了内、妇等科各种疾病的病因、证候、诊断和治疗。它和《伤寒论》一样，理、法、方、药全备，理论结合实际，辨证施治原则贯穿于全书的始终。它在内容的叙述上，对疾病"分类简明，辨证切要"，实为中医治疗内、妇等科疾病的宝贵典籍。然它写成于一千七百年以前，文字比较简奥，内容脱误甚多，令人实难卒读，故历代注释《金匮要略》者辈出，而对《金匮要略》之义颇多阐发，但也见到其中注释对《金匮要略》的内容，望文生义者有之，随文敷衍者有之，牵强附会者有之，妄改原文者有之。这就有必要对《金匮要略》中的某些内容从新加以探讨。

一

《血痹虚劳病脉证并治第六》说："脉弦而大，弦则为减，大则为芤，减则为寒，芤则为虚，虚寒相搏，此名为革。妇人则半产漏下，男子则亡血失精。"

按：此文亦见于本书《惊悸吐衄下血胸满瘀血病脉证并治》、《妇人杂病脉证并治》和《伤寒论·辨脉法》等篇。其中"弦则为减"、"减则为寒"句之两个"减"字，诸注均释为"减少"、"减损"之义，如尤怡注说:"脉弦者,阳不足,故为减为寒",陈念祖注说:"弦则为阳微而递减……减则阳不自振为诸寒",吴谦等注说:"弦则为劲,减其中取之劲,外急象也"等等。其诸注之文虽各异,而对此文"弦则为减"、"减则为寒"之"减"字释为"减少"之义则相同,这是与此文原意不相合的。此文原意,是以"弦","大"二脉以形容"革"脉的形状,又以"弦则为减,大则为芤,减则为寒,芤则为虚"等四句阐明"弦"、"大"之义,并进一步阐明"革"脉形状及其病变机理。然这"弦则为减,大则为芤,减则为寒,芤则为虚"四句,是一种对偶性文句,其"弦则为减"、"大则为芤"二句相对为文,"减则为寒"、"芤则为虚"二句相对为文。这里"芤"字,是一个脉象名词,如把"减"字释为"减少"之"减",就成了一个量动词而与文理不顺了。

《伤寒论·辨脉法》说:"脉浮而紧者,名曰弦也。弦者,状如弓弦,按之不移也;脉紧者,如转索无常也。"说明"弦"、"紧"二脉劲急相类,惟"弦"脉"状如弓弦,按之不移",而"紧"脉则"按之如转索"左右弹也。据此,本节"减"字,当为"紧"之借字。"紧"、"减"一声之转,故本节"紧"字借作"减"。所谓"弦则为减"者,即"弦则为紧"也;所谓"减则为寒"者,即"紧则为寒"也。

本书《腹满寒疝宿食病脉证治》说:"胁下偏痛(此下原衍'发热'二字,今删),其脉紧弦,此寒也"。是"弦"、"紧"二脉均主寒,且该篇还说:"寒疝绕脐痛,若发则白汗(原误为"白津",今改正)出,手足厥冷,其脉沉紧者,大乌头煎主之",而《外台秘要·寒疝腹痛方门》引此文"沉紧"作"沉弦",脉象弦急如转索即为"紧"脉,故本节说:"弦则为紧";寒邪伤人可见紧脉,紧脉每见于寒邪,故《伤寒论·平脉法》说:"诸紧为寒",而本节说:"紧则为寒"。关于"紧则为寒"之句,在本书和《伤寒论》中是屡见不鲜的,如本书《中风历节病脉证并治》说:"寸口脉浮而紧,紧则为寒……"本书《黄疸病脉证并治》说:"趺阳脉紧而数……紧则为寒",《伤寒论·辨脉法》说:"寸口脉浮而紧……紧则为寒",《伤寒论·平脉法》说:"趺阳脉微而紧,紧则为寒……"等等均是。

本节"减"字读为"紧",为一脉象名词,始与"芤"为对文。这样,"弦则为紧"与"大则为芤"为一对偶句,"紧则为寒"与"芤则为虚"为一对偶句,文理始通。如把"减"字读为"减少"之"减",则于文理为未通而与医理亦牵强矣!正因为本节"减"为"紧"之借字,故《妇人良方·崩中漏血生死脉方论》引此文作"寸口脉弦而大,弦则为紧,大则为芤,紧则为寒,芤则为虚,虚寒相搏,其脉为革"而把"减"字直接写作"紧"字了。

二

《肺痿肺痈咳嗽上气病脉证治》说:"肺痈,胸满胀,一身面目浮肿,鼻塞,清涕出,不闻香臭酸辛,咳逆上气,喘鸣迫塞,葶苈大枣泻肺汤主之。"原注:"方见上。三日一剂,可至三、四剂,此先服小青龙汤一剂乃进。"

按:本节文后林亿等注谓"方见上",即指本篇前文"肺痈,喘不得卧,葶苈大枣泻肺汤主之"后所列药方:"葶苈大枣泻肺汤方:葶苈熬如黄色捣丸如弹丸大,大枣十二枚。右先以水三升,煮枣取二升,去枣,内葶苈煮取一升,顿服。"据《备急千金要方》卷十七第七所载此文,则本节当紧接前文"肺痈,喘不得卧,葶苈大枣泻肺汤主之"一节之次,乃承其文进一步论述肺痈病葶苈大枣泻肺汤的证治。然本节现居于本篇之末者,当为后人编次之误也。《金匮要略》注家有据之以为附方者,盖疏于考核耳。

本节"葶苈大枣泻肺汤"之治的所谓"肺痈"一病,《金匮要略》注家多释为肺部"畜结痈脓"的"肺痈病",如赵良、尤怡、吴谦、魏念庭、陈念祖等均是。他们谓"葶苈大枣泻肺汤"是治"肺痈病"始萌之时"血结而脓未成"者,似属望文生训,实有商榷的余地。

考本篇前文说:"问曰:病咳逆,脉之何以知此为肺痈,当吐脓血,吐之则死?其脉何类?师曰:寸口脉微而数,微则为风,数则为热,微则汗出,数则恶寒。风中于卫,呼气不入;热过于荣,吸而不出。风伤皮毛,热伤血脉。风舍于肺,其人则咳,口子,喘满,咽燥不渴,时唾浊沫,时时振寒;热之所过,血为之凝滞,畜结痈脓,吐如米粥……"。这表明"畜结痈脓"的"肺痈病",其病因病机,是风热之邪始伤皮毛而后入于肺之血脉,遂壅塞于血脉之中畜结不解,腐败气血而化为痈脓的。如果本节所述确为这个"肺痈病"的"血结而脓未成",治疗上为何不"活血以散结",而要用葶苈大枣泻肺汤"以泻肺之气闭"?如果本节所述确为"畜结痈脓"的"肺痈病",其风热未全入里而表证尚在时,自当先服以辛凉解表药,而《备急千金要方》

卷十七第七于此文后何谓"先服小青龙汤一剂"以辛温发表？林亿等此文后何以偏据《备急千金要方》卷十七第七注谓"此先服小青龙汤一剂"以辛温发表？说实在话，亦未见有用"葶苈大枣泻肺汤"治愈"畜结痈脓"的"肺痈病"者。

本篇两节"葶苈大枣泻肺汤"之治的所谓"肺痈"，实在都不是指的"风热壅遏，畜结痈脓"的"肺痈"一病，而是指"水饮之邪逆于肺中"所导致的"肺气壅塞"。是"肺痈"者，言"肺壅"也。特此文之"肺壅"兼有寒邪束表之证也。

痈，壅也。在古代医学文献里，"壅塞"之"壅"，每有写作"痈"字者，如：

《素问·大奇论》说："肺之雍，喘而两胠满"。雍，古与"壅"通，《汉书·元帝纪》说："是故壬人在位而吉士雍蔽"，颜师古注："雍读曰壅"；《骈字分笺》说："辟雍：……雍之为言壅也"，可证。是"肺之雍"，即"肺之壅"也，然《甲乙经》卷十一第八载此文，即作"肺之痈"。

《难经·五十六难》说："令人洒淅寒热，喘咳，发肺壅"，而《脉经》卷六第七引此文，即作"令人洒淅寒热，喘咳，发肺痈"。

还有《灵枢·论疾诊尺》说"视人之目窠上微痈，如新卧起状"，即"视人之目窠上微壅，如新卧起状"也；《素问·病能论》说"夫痈气之息者，宜以针开除去之"，即"夫壅气之瘜者，宜以针开除去之"也。

从上所述，是"痈"字在古代可作为"壅"用，则此文之所谓"肺痈"，据其"先服小青龙汤一剂"又治以"葶苈大枣泻肺汤"方，自当是"肺气壅闭"之

"肺壅"，而不是"畜结痈脓"的"肺痈"。现在再来考察一下本节的葶苈大枣泻肺汤。其方在张仲景的《伤寒论》和《金匮要略》里，除见于本篇两节治疗所谓"肺痈"外，还见于本书《痰饮咳嗽病脉证并治》"支饮不得息，葶苈大枣泻肺汤主之"一节。葶苈大枣泻肺汤方中主药为"葶苈"，《神农本草经》谓其"主症瘕积聚结气，饮食寒热，破坚逐邪，通利水道"（见顾观光辑本卷四），陶弘景谓其"下膀胱水，伏留热气，皮间邪水上出，面目浮肿，身暴中风热痱痒，利小腹，久服令人虚"，甄权谓其"疗肺壅上气咳嗽，止喘促，除胸中痰饮"（均见《本草纲目》卷十六引）。汉唐时期这三家"本草"，只谓"葶苈"能除"症瘕积聚"，"饮食寒热"，"面目浮肿"，"风热痱痒"，"上气咳嗽"等证，均未述其有主治痈脓之效，而张仲景之用"葶苈"，除"葶苈大枣泻肺汤"一方之外，尚用于"鳖甲煎丸"方中，以治疗"疟母"的"外有寒热，内有症瘕"（见本书《疟病脉证并治》）；用于"己椒苈黄丸"方中，以治疗"痰饮"的"水流肠间，腹满口干"（见本书《痰饮咳嗽病脉证并治》）；用于"大陷胸丸"方中，以治疗"水结胸胁"的"结胸项强"（见《伤寒论·辨太阳病脉证并治下》）；用于"牡蛎泽泻散"方中，以治疗"大病差后，水溢下焦"的腰以"下肿"等，全与上述三家"本草"之论合，且甄权明谓葶苈"疗肺壅"，更足以证明本节所谓的"肺痈"，不是"畜结痈脓"的"肺痈"，而是指的"肺气壅闭"。本节肺气壅闭，乃饮邪逆于肺部，息道闭塞难通，肺气失调，故证见"胸胀满……不闻香臭酸辛（'酸辛'二字乃衍文，当删，《备急千金要方》卷十七第七载此无"酸辛"二字），咳逆上气，喘鸣迫塞"，饮邪从肺之合而浸渍于皮肤，故证又见"一身面目浮肿"。葶苈大枣泻肺汤逐饮泄闭，正为的对之方，因本节之证兼有"鼻塞，清涕出"的"风寒表证"，故林亿等据《备急千金要方》卷十七第七之文于本节后注曰："此先服小青龙汤一剂乃进"。这既符合于祖国医学的基本理论和治疗原则，又符合于临床实际，某，女，17岁，住湖北省黄陂县。1963年秋，因突然发生全身浮肿而来汉就治于中医，证见恶寒，发热，咳嗽，气粗，小便短少色黄，全身洪肿，苔白，脉浮，面呈急性病容，西医检查血压增高，诊断为"急性肾炎"而收留住院治疗，一医投以小青龙汤一剂，寒热已而余证不减，另一医改为利水药加降压药服至数十剂而不效，后更一医本"葶苈大枣泻肺汤"之法，于前方利水药中加入"葶苈三钱"，服后即小便如涌，旋而诸证悉退而血压亦降至正常，病愈出院。这表明本节是张仲景给我们留下的宝贵遗产，惜历代《金匮要略》注家不识其义，有的曲为之释，有的删而不论，都给本节医学内容在指导临床医疗工作方面带来了不利作用，故这里特撰此文以析其疑。

三

《胸痹心痛短气病脉证治》说："胸痹缓急者，薏苡附子散主之。薏苡附子散方：薏苡仁十五两，大附子十枚炮。右二味，杵为散，服方寸匕，日三服。"

按：本节"薏苡附子散"之治"胸痹缓急"，其所谓"胸痹"者，根据本书的读法，当然是指本篇前文所述的胸痹主证："喘息咳唾，胸背痛，短气"等，这是毫无疑义的，已为前代《金匮要略》注家所公认，然其"缓急"之义，则前代《金匮要略》注家的见解却颇有一些分歧：有谓是胸痹病的痛势时而急剧时而缓解，如李彣、吴谦、程云来等；有谓是"缓"字义从"急"，乃胸痹病的痛势危急已甚，如周扬俊、丹波元坚等；有谓是胸痹病兼有筋脉或缓或急，如尤怡、陈念祖等。前两种见解虽有不同，但对本节"缓急"之义，则均是作为形容词，形容胸痹病证的痛势的，而第三种见解则把本节"缓急"释为"筋失养而或缓或急"，是作为一个临床证候。我是同意这第三种见解的，本节"缓急"之词，是疾病的临床证候。但"筋脉"的"或缓或急"如不充分阐明，则仍易于被误为"痛势"的"或缓或急"。这里我对本节的"缓急"证候补充一些古代文献根据。

　　本节的"缓急"，是胸痹病的临床证候。所谓"缓"，就是"筋脉缓纵不收"，所谓"急"，就是"筋脉拘急不伸"。这种"筋脉或缓或急"之证，亦见于其它疾病。一些疾病的这两种相反表现，一方面，可以各自出现，如《外台秘要·风湿方》中所载"七物独活汤"之治"中风湿缓纵不随"、《伤寒论·太阳病》中所载"桂枝加附子汤"之治"四肢微急，难以屈伸"说明了这一点；另一方面，也可以交互存在，《素问·生气通天论》所谓"大筋緛短，小筋弛长，緛短为拘，弛长为痿"者是也。在临床上，一般情况下，常是"筋脉'急'已即'缓'、'缓'过又'急'。"所以在古代医学文献上"缓"、"急"二字每连用而为"缓急"，如《神农本草经》卷一载"芎藭"治"寒痹筋挛缓急"，载"狗脊"治"腰背强机关缓急"，《神农本草经》卷三载"天雄"治"历节痛拘挛缓急"，《千金翼方·本草上·草部上品之下》载"续断"治"腰痛关节缓急",《千金翼方·草部上·草部中品之上》载"麻黄"治"五藏邪气,缓急",《外台秘要·风半身不随方》中载《古今录验》"小续命汤"治"中风入藏,身缓急不随",《本事方》卷三载"续断丸"治"筋脉缓急"等等,还有《神农本草经》卷一载"干漆"治"五缓六急,风寒湿痹",载"黑雌鸡"治"风寒湿痹,五缓六急"等,这些"缓急"或"五缓六急"均为疾病的临床证候,从而也就证明本节的"缓急"是胸痹病伴有的一个临床证候了。

再说,本节"胸痹缓急",是治以"薏苡附子散"方,而其方为"薏苡仁"、"附子"二药所组成,《神农本草经》明谓薏苡仁主"筋急拘挛,不可屈伸"(见卷一),附子主"寒湿,踒躄拘挛,膝痛,不能行步"(见卷三),二者合方,正是用以治疗"胸痹病"伴以"筋脉缓急"之证的。

四

《腹满寒疝宿食病脉证治》说:"趺阳脉微弦,法当腹满。不满者,必便难,两胠疼痛,此虚寒从下上也。当以温药服之。"

按:此文"两胠疼痛"之义,诸注均理解为"两胁疼痛",将"胠"字释为"侧胸部"的所谓"胠胁",如吴谦等注说:"趺阳,胃脉也,当缓而和,今见弦脉,是肝脉也,肝脉见于脾部,是木盛土虚也,法当腹满。今不腹满者,肝脉微弦不盛而脾不虚,故脾未受病也。肝自郁则失其条达之性,必本经自病,故便难、两胠痛也。然非肝火实病,此乃虚寒从下上也,当以温药服之";尤怡注说:"趺阳,胃脉也。微弦,阴象也。以阴加阳,脾胃受之,则为腹满。设不满,则阴邪必旁攻胠胁而下闭谷道,为便难,为两胠疼痛。然其寒不从外入而从下上,则病自生,所谓'肾虚则寒动于中'也,故不当散而当温";徐彬注说:"趺阳脉微弦,微者阳虚,弦者客寒,虚而受寒,腹者脾主之,焉得不满?《内经》曰:'脏寒生满病'。设不满,是脾胃素有热,邪即避实而袭虚,故寒束其热,而便反难;邪袭两胁而结于其下,乃两胁胠痛。微弦见于下之趺阳而痛发于胁胠,自比风从上受者异,故曰此虚寒从下上也";《金匮要略学习参考资料》引沈明宗注说:"脾与胃为表里,诊趺阳脉,则能定其虚实寒热。但脉微者,是脾胃之阳微,弦乃肝邪乘于脾胃,肾寒相随肝气上逆,即'脏寒生满病'之义,故当温药服之。或不满者,脉必弦数,乃挟心相来乘脾胃,与肾寒上逆不同,本经气滞,故作便难,两胠疼痛,又当凉剂之治矣"等等。诸注既误把"胠"释为"胁胠",又不知"此虚寒从下上也"之句乃是"此虚寒从上向下也"之误,故诸注或曰"肝郁失其条达之性",或曰"阴邪旁攻胠胁",或曰"肝邪乘于脾胃",或曰"肾虚则寒动于中",或曰"挟心相来乘脾胃",或曰"脾胃素有热"等等,不一而足,真是节外生枝,画蛇添足!

考《诸病源候论·大便病诸候·大便难候》说:"趺阳脉微弦,法当腹满,不满者,必大便难而脚痛,此虚寒从上向下也。"《外台秘要·淋并大小便难病门·大便难方》说:"趺阳脉微弦,法当腹满。不满者,必大便难而脚痛,此虚寒从下而上也。"说明本节的"胠"字,不应当读为"胠胁"之"胠",而应当读为

"脚"字。"胠"乃"脚"之省文。马王堆汉墓出土帛书载"却谷食气"的"却"字省"卩"作"去"(见《文物》1975年第6期),则"脚"字自然也可以省"卩"作"胠",故《灵枢·经脉》载足太阳经脉所生病的"脚痛",马王堆汉墓出土医书则作"胠痛"(见《文物》1975年第6期);《素问·大奇论》载"肾雍脚下至少腹满",其"脚下"二字,《甲乙经》卷十一第八、《太素·五脏脉诊》则均作"胠下"。正因为"胠"字是"脚"字的省文,故本节"必便难,而两胠疼痛"之句,在《诸病源候论》和《外台秘要》中均作"必大便难而脚痛"。本节"微弦"之脉加于"趺阳",说明"虚寒"之邪病于"脾",脾居中焦而主腹,故"法当腹满"。如腹不满者,乃虚寒不留于腹而下趋,其邪结于下焦,阳气不通,故为"便难",为"脚痛",是即所谓"此虚寒从上向下也"。在祖国医学里,"脾病"而有"脚痛"之证,已早见于《黄帝内经》,如《素问·脏气法时论》所载"脾病者……脚下痛"之文,就是一例。

这里"脚"字,不只是指"足部",而是指的"整个下肢",殆即所谓"腿"也。脚,又作"脚"。《汉书·高五王传》说:"股战而栗",颜师古注说:"股,脚也";《韩非子·难言》说:"孙子膑脚于魏",所谓"膑脚"者,谓摘除其"膝盖骨"也;《玉篇·肉部》说:"腘,曲脚也";《广雅·释亲》说:"脚,胫也",王念孙疏证说:"凡对文则膝以上为股,膝以下为胫",《急就篇》说:"股脚膝膑胫为柱",颜师古注说:"脚,足也"。"股"训"脚","膝"训"脚","腘胸"训"曲脚",而"脚"又训"胫",训"足",是"脚"指

"整个下肢"无疑。本书《趺蹶手指臂肿转筋狐疝蛔虫病脉证治第十九》说:"转筋之为病,其人臂脚直",这里把"脚"与"臂"对举,亦可证"脚"为"整个下肢"。

五

《五脏风寒积聚病脉证并治》说:"邪哭使魂魄不安者,血气少也;血气少者,属于心,心气虚者,其人则畏,合目欲眠,梦远行,而精神离散,魂魄妄行。阴气衰者为癫,阳气衰者为狂。"

按:此文"阴气衰者为癫,阳气衰者为狂"二句,诸注均误释其"衰"字,故于其二句之义亦多曲解,如吴谦等注说:"'阴气衰者为癫'之'癫'字,当是'狂'字;'阳气衰者为狂'之'狂'字,当是'癫'字。……心之血,阴也,阴过衰则阳盛,阳盛则为病狂也;心之气,阳也,阳过衰则阴盛,阴盛则为癫也";唐宗海注说:"夫魂附于阴血之中,阴气衰者,则阳魂浮而为癫;魄寓于阳气之内,阳气衰者,则阴魄扰而为狂";魏荔彤注说:"阴气衰者,正阴衰而邪阴盛也,癫乃不识不知之状,阴邪凝闭,而灵明之窍塞矣,故为癫;阳气衰者,亦正阳衰而邪阳亢也,狂乃如鬼如神之状,阳邪暴发,而礼让之意绝矣,故为狂"。是诸注均把"阴气衰者为癫,阳气衰者为狂"二句之"衰"字误释为"衰弱"之义,且吴谦等还以"癫"、"狂"二字为互错。如依吴谦之说,治狂则当补阴血,而治癫则当补阳气;如依唐宗海之说,则治癫当补阴血,而治狂又当补阳气;如依魏荔彤之说,则治癫当补正阴、泻邪阴,而治狂则当补正阳、泻邪阳。然在临床上,治疗

"癫"、"狂"之病，多有用催吐、通下、化痰、泻火、开郁、通窍、重镇、安神等法者，用补法治"癫"、"狂"之病固不乏其例，但它毕竟不是治疗"癫"、"狂"的一般规律；尤其所谓"正阴衰而邪阴盛"、"正阳衰而邪阳亢"之说，治疗要用"补正阴而泻邪阴"或"补正阳而泻邪阳"之法，实属荒唐！黄树曾《金匮要略释义》一书，把《难经·二十难》所谓"重阴者癫"，指为"阴盛之癫"，所谓"重阳者狂"，指为"阳盛之狂"，而把本节所谓"阴气衰者为癫"，指为"心阴气衰之癫"，所谓"阳气衰者为狂"，指为"阳气衰之狂"，从而把本节"癫"、"狂"之义，同《难经·二十二难》中的"癫"、"狂"之义对立起来，这是不对的。考《伤寒论·伤寒杂病论集》中张仲景自己说过，他写《伤寒杂病论》是"撰用《素问》、《九卷》、《八十一难》……"的。本书是《伤寒杂病论》的杂病部分，在撰写过程中，自然是参考过《难经》一书的。《难经》所述如不误，张仲景在利用时就只会把它加以发展，而不会同它对立。在所论"癫"、"狂"这一点上正是如此。本节"阴气衰者为癫，阳气衰者为狂"，正与《难经·二十难》"重阳者狂，重阴者癫"完全同义。因这里两个"衰"字，不应作"衰弱"讲，而当是"重叠"之义。《说文·草部》说："萆，雨衣，一曰'衰衣'，从草，卑声"；《说文·衣部》说："衰，草雨衣，秦谓之'萆'，从衣，象形"；《群经音辨》卷三说："衰，雨衣"；《广雅·释器》说："萆谓之衰"，王念孙疏证："《越语》曰：'譬如衰笠，时雨既至必求之'。《经》、《传》或从草作'蓑'……"。是"衰"即"蓑"字，《管子·禁藏》说："被蓑以当铠𦈌"，房玄龄

注:"蓑,雨衣,被著之,所惧雨露";《山海经·西山经》说:"其毫如被蓑",郭璞注:"蓑,辟(避)雨之衣也,音梭"。是"衰"乃以"草"编织而成的"避雨之衣",今谓之"蓑衣"。衰,古作"𧝓",象草织雨衣重叠襞复,故"衰"字有"重叠"之义。本节"衰"字读"蓑"而作"重叠"讲,则本节"阴气衰者为癫,阳气衰者为狂",亦即《难经·二十难》所谓"重阳者狂,重阴者癫"之义也。

六

《五藏风寒积聚病脉证并治》说:"邪哭使魂魄不安者,血气少也;血气少者,属于心,心气虚者,其人则畏,合目欲眠,梦远行,而精神离散,魂魄妄行,阴气衰者为癫,阳气衰者为狂。"

按:以前我对此文"阴气衰者为癫,阳气衰者为狂"的"衰"字,提出了当读为"蓑",义为"重叠",与《难经·二十难》"重阳者狂,重阴者癫"之义合。现在再来讨论一下此文"邪哭"之字,从而阐明其下之所谓"血气少"、"心气虚"之义。

邪哭,诸注归纳起来约有两种解释:一谓病人无故哭泣,如邪所凭,如尤怡、吴谦、陈念祖等;一谓"哭"字乃"人"字之误,"邪哭"当作"邪入",如徐彬、沈明宗,黄坤载等。然病人妄言妄哭,仲景于"热入血室"而证见"昼日明了,暮则谵语"者,则曰"如见鬼状";于"脏躁"而证见"喜悲伤欲哭"者,则曰"象如神灵所作",均不以"邪哭"之文为用,盖因"邪哭"之字为义则于文理不通也。是此文之所谓"邪哭"者,当如徐彬等人所说,乃"邪入"之讹,以

"人"、"哭"二字声近易于致误也。《素问·宣明五气》所载"邪入于阳则狂"、《灵枢·九针论》所载"邪入于阳则为狂"之文，正作"邪入"，可证。

王冰注《素问·藏气法时论》说："邪者，不正之目，风寒暑湿饥饱劳逸皆是邪也，非唯鬼毒疫疠也。"是"邪"的概念较广泛，凡不正之气皆为"邪"。然此文之"邪"，乃具体疾病的致病因素，实是指"风"。病因之"风"字，在古文献中，时有写作"邪"字者，如《素问·太阴阳明论》说："故伤于风者，上先受之；伤于湿者，下先受之"，而《灵枢·邪气藏府病形》则说："身半以上者，邪中之也；身半以下者，湿中之也"。此《素问》之文"风"与"湿"对，《灵枢》之文"邪"与"湿"对，是"邪"为"风"无疑。《金匮要略》此文"邪入"者，言"风入"也。"风入"者，言"风邪侵入人体之中"也。风邪侵入人体，致令阴阳气相并，或并于阴或并于阳以致人体或阴盛或阳盛，从而发生或癫或狂的病证。《诸病源候论·妇人杂病诸候·癫狂候》说："癫者，卒发仆地，吐涎沫，口喎目急，手足缭戾，无所觉知，良久乃苏；狂者，或言语倒错，或自高贤，或骂詈不避亲疏，亦有自定之时。皆由血气衰，受风邪所为。人禀阴阳之气以生，风邪入并于阴则为癫，入并于阳则为狂。"正与《金匮要略》此文互发其义。根据其所述"癫"、"狂"临床证候看，《金匮要略》此文的"血气少"，与《素问·评热病论》中"邪之所凑，其气必虚"之义相类，所谓血气的"虚"、"衰"、"少"，只是相对的，是"邪实"而"正虚"，是所谓"邪去而正自复"的"正虚"，不是"虚则补之"而需要补益气血药物治疗的虚证。在张仲景的著作里，论邪实的病证而述病机为"虚"是不乏其例的，如《金匮要略·惊悸吐衄下血胸满瘀血病脉证治》说："心气不足，吐血衄血，泻心汤主之。"张仲景用"大黄"、"黄连"、"黄芩"三药组成的"泻火清热"的"泻心汤"方，治疗"吐血衄血"，其病机明是邪热实盛，而说的却是"心气不足"；又如《金匮要略·血痹虚劳病脉证并治》说："五劳虚极羸瘦，腹满不欲饮食……内有乾血，肌肤甲错，两目黯黑，缓中补虚，大黄䗪虫丸主之。"张仲景用"大黄"、"䗪虫"、"水蛭"、"虻虫"、"干漆"、"桃仁"等药物组成的"破血攻瘀"的"大黄䗪虫丸"方，治疗"腹满不欲饮食……肌肤甲错，两目黯黑"，其病机明是"内有干血"，而说的却是"五劳虚极"，且把治法叫做"缓中补虚"。这就足证此文"癫"、"狂"之病，乃风邪入侵，阴阳气相并的实证。有人丢掉此文"邪哭"二字，只据"血气少"、"心气虚"读两"衰"字为"衰弱"之"衰"而谓此文所述"癫"、"狂"为虚证，其乃望文生训，不识文字古义，特于仲景之学未通耳！

七

《趺蹶手指臂肿转筋阴狐疝蛔虫病脉证治》说："蛔虫之为病，令人吐涎心痛，发作有时，毒药不止，甘草粉蜜汤主之。甘草粉蜜汤方：甘草二两，粉一两，蜜四两。右三味，以水三升，先煮甘草取二升，去滓，内粉、蜜，搅令和，煎如薄粥，温服一升，差即止。"

按：本节"甘草粉蜜汤"方中的"粉"，究竟应该是一种什么药物，是一种什么"粉"，长期以来，一直存在着两种不同的见解。一种见解认为是"铅粉"，一种见解认为是"米粉"。前者所持的理由是，米粉没有杀蚘的作用，只有铅粉才可能毒死蚘虫；后者的理由，则是方中单称"粉"，在古代即为"米粉"，而方后又有"煎如薄粥"句，这唯有米粉才能如此，铅粉是无论如何也不可能煎如薄粥的，且文中明谓"毒药不止"为已服毒药未见效果而又中毒，不能再服用有毒的药物铅粉，应该用米粉甘缓解毒而治蚘。两种意见相持不下，认识久久未能统一。我在1963年也曾经撰写过但未发表的《"甘草粉蜜汤"方中之"粉"辨疑》一文，以较充足的论据阐明了其方中的"粉"只能是"米粉"。但对本节文字存在的问题未予揭出，对甘草粉蜜汤的作用仍然说为和胃而治蚘，这是不确切的。因而，现在有必要再在这里发表一点看法。

本节"甘草粉蜜汤"方中的"粉"，我的看法是"米粉"仍然不变，因为方后"煎如薄粥"一句，就是"米粉"的一个不可动摇的证据，只要我们对"米粉"、"铅粉"二药的质态具有常识，就是不会产生疑义的，加之《备急千金要方》、《千金翼方》、《外台秘要》等书载此方均作"粱米粉"或"白粱粉"。为了弄清楚本节所含的医学内容，揭露其文的本来面貌，进一步确定甘草粉蜜汤方中是"米粉"，阐明甘草粉蜜汤主治的确切病证，这里且把它们所载此方的全文抄录在下面。

1.《备急千金要方·解毒并杂治·解百药毒》载："解鸩毒及一切毒药不止，烦懑方：甘草、蜜各四分，粱米粉一升。右三味，以水五升，煮甘草取二升，去滓，歇大热，内粉汤中，搅令匀调，内白蜜更煎，令熟如薄粥，适寒温，饮一升，佳。"

2.《千金翼方·杂病下·药毒》载:"药毒不止,解烦方:甘草二两,粱米粉一升,蜜四两。右三味,以水三升,煮甘草取二升,去滓,歇大热,内粉汤中,搅令调,内白蜜煎,令熟如薄粥,适寒温,饮一升。"

3.《外台秘要·解诸药草中毒方》载:"《千金翼》疗药毒不止,解烦闷方:甘草二两炙切,白粱粉一升,蜜四两。右三味,以水三升,煮甘草取二升,去滓,内粉汤中,搅令调,下蜜煎,令熟如薄粥,适寒温,饮一升。"

根据上面所引《千金翼方》和《外台秘要》所载之文,则本节和《备急千金要方》的"毒药不止"句,均为"药毒不止"之误,似乎已无疑义,特别是《备急千金要方》、《千金翼方》、《外台秘要》三书所载本方均见于解药毒门中,且无"蚘虫之为病,令人吐涎心痛,发作有时"等文,这就清楚地表明了本节上文"蚘虫之为病,令人吐涎心痛,发作有时"三句,是论述蚘虫病的临床证候的;本节下文"药毒不止,甘草粉蜜汤主之。甘草粉蜜汤方:甘草二两,粉一两,蜜四两。右三味,以水三升,先煮甘草取二升,去滓,内粉、蜜,搅令和,煎如薄粥,温服一升,差即止"等文为另一节,是一个解毒药方,因而"甘草粉蜜汤"方中的"粉"是"米粉",就更是没有什么可疑的了。张仲景在其著作里,论述蚘虫病的证候和甘草粉蜜汤之解药毒,这本来是两回事,然却因文字脱误而在这里被混在一起了,从而使人们对"甘草粉蜜汤"方中的"粉"产生了疑窦,也对甘草粉蜜汤的主治病证产生了误解,以致数百年来莫衷一是而聚讼纷纭，争论不休。今特据古文献对其校而正之，恢复张仲景甘草粉蜜汤方证的本来面貌，以便正确地发挥"甘草粉蜜汤"的医疗作用，更好地为人民的健康服务。

《金匮要略》中
"天雄散"考

《金匮要略·血痹虚劳病脉证并治》载:"天雄散方:天雄三两炮,白术八两,桂枝六两,龙骨三两。右四味,杵为散,酒服半钱匕,日三服,不知,稍增之。"

按:本方刁然独立于此,未载明其所主病证,与本书他方之例不合。本书原方均为先述病证后列方,附方则均为方名下述其主治病证,而本方"天雄散"之体例独异,故除各注家有"原方"、"附方"之争外,其《医宗金鉴》竟疑而删之。其实,天雄散一方,实为张仲景之原方,惟文字讹误而致人生疑窦耳。

考本方上文所载:"夫失精家,少腹弦急,阴头寒,目眩(原注:"一作目眶痛"),发落,脉极虚芤迟,为清谷亡血失精。脉得诸芤动微紧,男子失精,女子梦交,桂枝(加)龙骨牡蛎汤主之。桂枝加龙骨牡蛎汤方:桂枝、芍药、生姜各三两,甘草二两,大枣十二枚,龙骨、牡蛎各三两。右七味,以水七升,煮取三升,分温三服。"这里"男子失精"与"女子梦交"并称,且同治以"桂枝加龙骨牡蛎汤"之方,说明其"失精"为"梦失精",殆即后世之所谓"梦遗",与首句"夫失精家"之"失精"指后世之所谓"滑精"

者不同。在这一条文字中，前半既曰"失精家"（指滑精），后半又曰"男子失精"（指梦遗）；前半既曰"脉极虚芤迟，后半又曰"脉得诸芤动微紧"（疑此句亦有字误），这样的文章结构，明是两条而被讹误并混在一起的，《脉经》卷八第六载此说："夫失精家，少腹弦急，阴头寒，目眩痛（原注："一作目眩"），发落，脉极虚芤迟，为清谷亡血失精。"又说："脉得诸芤动微紧，男子失精，女子梦交通，桂枝加龙骨牡蛎汤主之。"正作两条，可为明证。如此，则其文通而理亦顺矣。

　　《外台秘要·虚劳梦泄精方》载："深师……桂心汤，疗虚喜梦与女邪交接，精为自出。方：桂心、牡蛎熬、芍药、龙骨、甘草各二两炙，大枣三七枚一方十枚、生姜五两。右七味㕮咀，以水八升，煎取三升，去滓，温分三服。忌海藻、菘菜、生葱。"又载："《小品》龙骨汤，疗梦失精，诸脉浮动，心悸，少（腹）急，隐处寒，目眩痛，头发脱者，常七日许一剂，至良。方：龙骨、甘草炙各二分，牡蛎三分熬，桂心、芍药各四分，大枣四枚擘，生姜五分。右七味切，以水四升，煮取一升半，分再服。虚羸浮热汗出者，除桂，加白薇三分，附子三分炮，故曰'二加龙骨汤'。忌海藻、菘菜、生葱、猪肉、冷水。"此"桂心汤"、"龙骨汤"二方的药用份量，虽与"桂枝加龙骨牡蛎汤"一方有异，但其三方均为"桂枝"、"芍药"、"甘草"、"大枣"、"生姜"、"龙骨"、"牡蛎"等七味药物所组成，观"桂枝加龙骨牡蛎汤方"文下之注，是宋人已认《小品》"龙骨汤"即仲景"桂枝加龙骨牡蛎汤"矣。这就进一步表明"桂枝加龙骨牡蛎汤"所治'男子失精"为后世之所谓"梦遗"更无疑义。

《诸病源候论·虚劳病诸候下·虚劳失精候》说："肾气虚损，不能藏精，故精漏失。其病小腹弦急，阴头寒，目眶痛，发落"。此足证"夫失精家，少腹弦急……"等文乃论述后世之所谓"滑精"者，而非桂枝加龙骨牡蛎汤所主治。《外台秘要·虚劳失精方》中载"范汪疗男子虚失精，三物天雄散方：天雄三两炮，白术八分，桂心六分。上药捣，下筛，服半钱匕，日三，稍稍增之。忌猪肉、冷水、桃、李、雀肉、生葱。"原注："张仲景方有'龙骨'。"这就清楚地告诉人们"夫失精家，少腹弦急……"之证是治以"天雄散"，而"天雄散"一方是用以治疗"夫失精家，少腹弦急……"之滑精证的。从而不难看出：在"夫失精家，少腹弦急……"等文之下脱落了"天雄散主之"一句，而"天雄散"全方之文又被误置于"桂枝加龙骨牡蛎汤"方药之后，且前后两条之文又被并混在一起，遂致"天雄散"之方孑然独立而无所归属矣。

综上所述，本方"天雄散"和上条之文，如改正后则应作：

"夫失精家，少腹弦急，阴头寒，目眩，发落，脉极虚芤迟，为清谷亡血失精，天雄散主之。天雄散方：天雄三两炮，白术八两，桂枝六两，龙骨三两。右四味，杵为散，酒服半钱匕，日三服，不知，稍增之。"

"脉得诸芤动微紧，男子失精，女子梦交，桂枝加龙骨牡蛎汤主之。桂枝加龙骨牡蛎汤方：桂枝、芍药、生姜各三两，甘草二两，大枣十二枚，龙骨、牡蛎各三两。右七味，以水七升，煮取三升，分温三服。"

"甘草粉蜜汤"方中之
"粉"辨疑

《金匮要略》一书里"甘草粉蜜汤"方中之"粉"究竟是何物，从明代赵良《金匮衍义》以来，一直就存在着两种不同的见解，一种见解认为是"米粉"，一种见解认为是"铅粉"。这两种不同见解曾在1958年的《中医杂志》上发生过激烈的争论，但可惜没有得到争论的结果而问题仍然存在。

这两种不同见解在争论中，虽各言之成理，持之有故，但张仲景在"甘草粉蜜汤"方中所用之"粉"总只是一种，是"米粉"就不会是"铅粉"，是"铅粉"就不会是"米粉"，绝对不会像颜师古注《急就篇》"芬薰脂粉膏泽箭"句之"粉"那样"粉，谓铅粉及米粉"两种同时存在，因为"甘草粉蜜汤"是在治疗一定证候的具体疾病，和妆饰有所不同。

既然"甘草粉蜜汤"方中之"粉"只能是一种，这两种不同见解中就总有一种是不正确的，无论其怎样坚持自己的见解。《列子·说符》中记载着一个故事："昔齐人有欲金者，清旦衣冠而之市，适鬻金者之所，因攫其金而去，吏捕得之问曰：人皆在焉，子攫人之金何？对曰：不见人，徒见金。"《淮南子·氾论训》亦早简载此故事，且评其为"志所欲则忘其为"。研究问题，包括研究"甘草粉蜜汤"方中之"粉"在内，不能但凭其"志所欲"，而无视客观事物的真实存在，应该根据"甘草粉蜜汤"的"方证"全面研究，根据《金匮要略》一书的内容及其形成过程全面研究。否则，将会发生"忘其为"之举动矣，可不慎哉？

根据马克思主义的要求，讨论任何一个问题，都应该让资料来讲话，研究古文献内容尤其要这样。现在就从"甘草粉蜜汤"的"方证"中，从古文献记载的内容中，来对"甘草粉蜜汤"方中之"粉"加以讨论。为了讨论方便起见，还是将《金匮要略》此条全文抄录在下面：

"蚘虫之为病，令人吐涎，心痛，发作有时。毒药不止，甘草粉蜜汤主之。

甘草粉蜜汤方：

甘草二两　粉一两　蜜四两

上三味，以水三升，先煮甘草取二升，去滓，内粉、蜜，搅令和，煎如薄粥，温服一升，差即止。"

细读原文，加以考核，其方之"粉"，只能是"米粉"，而绝对不可能是"铅粉"。理由如次：

1. 《释名·释首饰》："粉，分也，研米使分散也"，《说文·米部》："粉，傅面者也，从米，分声"，徐锴："《周礼》馈食有粉餈，米粉也，古傅面亦用米粉，故《齐民要术》有傅面英粉，渍粉为之也"，段玉裁："许所谓傅面者，凡外曰面，《周礼》傅于饵餈之上者是也"，朱骏声："米末谓之粉……傅于饵餈之上，亦所谓傅面欤"。故《金匮玉函要略辑义》注中"古单称粉者，米粉也"之语，是有根据的。

2. 本方在《备急千金要方》、《千金翼方》和《外台秘要》的蚘虫门中俱不载，而载在解毒门中。且看三书是怎样记载的：

（1）《备急千金要方》卷二十四第二载，"解鸩毒及一切毒药不止，烦懑方：

甘草、蜜各四分　粱米粉一升

上三味，以水五升，煮甘草取二升，去滓，歇大热，内粉汤中，搅令匀调，内白蜜更煎，令熟如薄粥，适寒温，饮一升，佳。"

（2）《千金翼方》卷二十第三载，"药毒不止，解烦方：

甘草二两　粱米粉一升　蜜四两

上三味，以水三升，煮甘草取二升，去滓，歇大热，内粉汤中，搅令调，内白蜜，煎令熟如薄粥，适寒温，饮一升。"

（3）《外台秘要·解诸药草中毒方》引《千金翼》"疗药毒不止，解烦闷方：

甘草二两炙切　白粱粉一升　蜜四两

上三味，以水三升，煮甘草取二升，去滓，内粉汤中，搅令调，下蜜，煎令熟如薄粥，适寒温，饮一升。"

上列三方，均作"粱米粉"或"白粱粉"，是本方之"粉"为"米粉"无疑，且本方明谓用于"毒药不止"，自当不是杀虫之剂，而为一和胃解毒之方。考古方多有用米粉解毒者，如：

（1）《肘后备急方》卷七第六十八载，"中酖毒已死者方：粉三合，水一升，和饮之。口噤，以竹管强开灌之。"

（2）《千金翼方》卷二十第三载，"一切诸毒方：

甘草三两　梁米粉一合　蜜半两

右一味，以水五升，煮取二升，内粉一合，更煎，又内蜜半两，服七合，须臾更服之。"

（3）《外台秘要·解诸药草中毒方》载，"疗一切诸药毒方：

甘草三两炙，以水五升，煮取二升，内粉一合，更煎三两沸，内蜜半两，分服，以定止。"

根据以上各方所述，表明了此方有缓解一切药毒之效，从而也表明了此文"毒药"二字，包括能够毒杀蛕虫的各种毒药在内。如谓系指铅粉以外的毒药，这就不无"想当然"之嫌了。

3. 此文方后有"煎如薄粥"之句，亦可证明此方之"粉"是"米粉"。有谓"如薄粥，并不等于是粥"。的确，有一"如"字，表明它不等于就是粥，但究竟怎样理解它呢？这就只有先来考证一下"粥"。徐灏笺《说文解字注》说："……粥，本有鬻字，惟鬻字艰于书写，故以鬻代，又省为粥耳"，《说文·鬲部》说："鬻，鬻也"，《尔雅·释言》说："鬻，糜也"，《说文·米部》说："糜，糁也"，段玉裁注："以米和羹谓之糁，专用米粒为之谓之糁，糜亦谓鬻"，《广雅·释器》："糜，糊也"，王念孙疏证："糊之言屑屑也，《玉篇》：'糊，碎米也'"，《释名·释饮食》："糜，煮米使糜烂也；粥，濯（段注《说文》引此作'淖'一笔者）于糜粥粥然也"，说明"粥"是用米加水在鼎中煮得糜烂而成。换言之，即米煮至糜烂致水亦胶粘如糊者为粥。只有米粉之性恋滞，加水煮熟即成糊状而如薄粥，惟其如糊状而无糜烂之米屑，似粥而非粥，且其究竟是用于治病的药方，故仲景说"煎如薄粥"。

4. "本草"之书谓"米"之味甘而功可益气，此方用"米粉"补中和胃，缓解药毒，可以长服久服，直到毒解为止。如果认为方后"仲景说'差即止'这三字大可体味，仲景只有使用毒性药时才有郑重提出，比如用乌头是。倘然是米粉，决不如此写法，因为'即止'二字是非常有力的笔调"（见《中医杂志》1958年4月号）、"'差即止'三字，是说明本方乃有毒之剂，中病即止"（见《中医杂志》1958年12月号）而为仲景"谆谆告诫之语"的话，这是和此文原意不相合的。考张仲景所用"乌头"的几个方子，确实比较慎重，总是指出要从少量服起，视服后效果逐渐增加，在"乌头汤"方后说"服七合，不知，尽服之"，在"赤石脂丸"方后说"先食饮一丸，日三服，不知，稍加服"，在"赤丸"方后说"先食酒饮下三丸，日再夜一服，不知，稍增之"，在"大乌头煎"方后说"强人服七合，弱人服五合，不差，明日更服，不可一日再服"，在"乌头桂枝汤"方后说"初服二合，不知，即服三合，又不知，复加至五合"，并没有"差即止"这样的语句。《广雅·释言》说："则，即也"，《经传释词》卷八说："'则'与'即'古同声而通用"。据此，则"差即止"的"即"字，可作"则"字读，而"差即止"之句，则是说"这个病服用这个方，'差，则止；不差，则更作服'，"和《备急千金要方》卷二十一第一中所载"栝蒌粉治大渴秘方"的"取差止"、上引《外台秘要·解诸药草中毒方》中所载"疗一切诸药毒方"的"以定止"同义，一直服到病愈为止。

　　所谓"差即止"这种文句，在古典医学著作里是时常见用的。《备急千金要方》卷十五第七载："治积久三十年常下痢神方：赤松皮，去上苍皮，切一斗，为散，面粥和一升服之，日三，差即止"；《外台秘要·口疮方》载："疗口舌生疮，含煎方：升麻、大青、射干各三两，栀子、黄蘗各一升，蜜八合，蔷薇白皮五两，苦竹叶一升切，生地黄汁五合，生玄参汁五合，无，用干者二两。右十味切，以水六升，煎取二升，去滓，入生地黄汁、蜜，煎成一升如饧，细细含之，取差即止"；《外台秘要·痈疽方》载："……阳气凑集，寒化为热，热盛则肉腐为脓也。又以酢和蜂蛤灰涂之，干即易，差即止"。难道此三方也都是"有毒之剂"，而方后所谓"差即止"也是孙思邈、王焘等人"谆谆告诫"之语？

　　至于仲景对人谆谆告诫之语，倒是在"桂枝汤"方后说过"若一服汗出病差，停后服，不必尽剂"的话，但"桂枝汤"并不是"有毒之剂"；在"百合地黄汤"方后也说："中病，勿更服"，而"百合地黄汤"更不是什么"有毒之剂"。其实，无论何物，只要是用于治病，就成为药物，而药物终究是药物，绝对不能无原则地长期用下去而用为人们生活之需。在达到其治病目的以后，当然没有必要再继续服用下去了。

　　5. 张仲景《伤寒论》和《金匮要略》二书用"粉"治病共有四方，即"温粉方"、"猪肤汤"、"蛇床子散"和此方。在拙文《从粉的历史谈到张仲景用粉的药治作用》（未发表资料）中，曾作过详细讨论，这里拟只再谈一下"温粉方"。《伤寒论·辨太阳病脉证并治法》载服大青龙汤后"汗出多者，温粉粉之"，山田正珍氏在《伤寒论集成》中注说："温粉者，熬温之米粉也，同温针温汤之温"。是方中单称"粉"而与此方同。用于止汗，当然只有山田正珍氏所说之"米粉"，而不可能会是铅粉。用"米粉"止汗，在古代方书里确是屡见不鲜的，如：

（1）《外台秘要·黄疸遍身方》引《小品》"疗黄疸身目皆黄，皮肤曲尘出，三物茵陈蒿汤方：

茵陈蒿一把　栀子二十四枚

石膏一斤　《千金》加大黄三两

上三味，以水八升，煮取二升半，去滓，以猛火烧石膏，令正赤，投汤中沸定取清汁，适寒温，服一升，自覆令汗出周身遍，以温粉粉之则愈。"

（2）《备急千金要方》卷五上第五载：

①"治少小头汗，二物茯苓粉散方：

茯苓　牡蛎各四两

上治，下筛，以粉八两，合捣为散，有热辄以粉，汗即自止。"

②"治少小盗汗，三物黄连粉方：

黄连　牡蛎　贝母各十八铢

右以粉一升，合捣，下筛，以粉身，良。"

（3）《备急千金要方》卷十第一"治盗汗及汗无时……方：

麻黄根　牡蛎　雷丸各三两　干姜　甘草各一两米粉二升

右六味，治，下筛，随汗处粉之。"

（4）《外台秘要·盗汗方》载：

①"崔氏疗盗汗，夜睡中即汗，汗不休，止汗粉方：

麻黄根　牡蛎粉　败扇灰　栝蒌根各三两　白术二两　米粉三升

右六味，捣诸药下筛为散，和粉搅令调，以生绢袋盛，用粉身体，日三两度……汗即渐止。"

②"《古今录验》疗盗汗，麻黄散方：

麻黄根三分　故扇烧屑一分

右二味，捣，下筛……又以干姜三分，粉三分，捣合，以粉粉之，大善。"

上述止汗各方，证明了张仲景用于止汗的"温粉方"中是"米粉"，而"温粉方"之"米粉"单称"粉"与此方同，则又证明此方所用之"粉"是"米粉"无疑。

6. 阅读任何一部古典医学著作，都首先应该忠实其原文，认识其本义，并进而给以发扬或批判，因而首要的任务就只能是暴露其本来面貌，如以别的东西来掩盖或改变其本义，是不恰当的。《本草经集注》和《备急千金要方》等书都明谓"铅粉"是一种"不宜入汤、酒"的药物，"甘草粉蜜汤"是一个"汤剂"，方中之"粉"怎么会是"铅粉"而不是"米粉"呢？

根据马克思主义的观点，在一定历史时期内的文化艺术（包括语言文字），有一定历史时期的特点。用汉唐时代的文献，来研究《金匮要略》中"甘草粉蜜汤"方中之"粉"为何物，是比较可靠的。

『甘草粉蜜汤』方中之『粉』辨疑

163

论《金匮要略·消渴小便利淋病脉证并治第十三》篇题

　　《金匮要略》是祖国医学的重要古典著作之一，也是我们每个中医必须温习的一门课程。然《金匮要略》著作于距今一千七百余年的后汉时代，内容错简和脱落在所难免，我们怎样把它很好地研究而不致于主观臆度呢？这就必须用唯物辩证法的观点来研究它，才有可能得出一个比较接近正确的认识，其它的任何望文生义的方法都不可能研究成功。根据马克思主义的观点，世界上的一切事物总是发展的，因而文化艺术（包括语言文字）在某一时期内就有某一时期的特点。《金匮要略》一书，既是后汉时代的产物，那么，运用汉代及其前后不远时期的文献来研究它、证实它，必然要显得可靠些。现在对《金匮要略》书中《消渴小便利淋病脉证并治》篇提出一点看法。

　　《消渴小便利淋病脉证并治》这一篇的内容包括三种病，就是消渴、小便利和淋病。这三种病有时单一出现，有时相兼并现，如：文蛤散证等是消渴病独现，蒲灰散证等是淋病独现，肾气丸证是消渴、小便利二病并现，五淋散证等是消渴、淋病二病并现。因为如此，《金匮要略》才将这三种病合为一篇。有些《金匮要略》的注家见到篇中没有"小便利病"的专证专方而有"小便不利"之文，就不加研究而贸然地把篇题中"小便利"中加一个"不"字，改为"小便不利"，这是非常不妥当的。因为这样做，可以模糊本篇三种疾病的真象，可以贬低本篇在临床上的真实价值。有些人不是已经喊叫本篇文蛤散证、五苓散证、猪苓汤证、栝蒌瞿麦丸证等"非为"真消渴，淋病是"有论无方"吗？其实，本篇的篇题并没有错。现在所流传的《金匮要略》一书几个白文本均是作的这样一个篇题。另外，晋代王叔和《脉经》载此也没有这个"不"字，是作"平消渴小便利淋脉证第七"。表明这一篇题没有错，应是无庸置疑的。

　　本篇所论述的一般消渴证的主要特点，是在于"善消而大渴"，不在小便的多少。篇中肾气丸证言渴而小便反多，五苓散证、猪苓汤证、栝蒌瞿麦丸证言渴而小便不利，文蛤散证、白虎加人参汤证言渴而不及于小便，这有力地表明了本篇所论述的一般消渴病证的主要证候并不关于小便之多。当然，消渴病也有尿多现象的，如本篇第四节里说："男子消渴，小便反多，以饮一斗，小便一斗……"，《素问·气厥论》里说："心移寒于肺，肺消。肺消者，饮一溲二……"，但这前者只是肾气丸证的"男子消渴"，后者只是死不治的"肺消"，它绝不能代表所有消渴病证的小便现象。然有的《金匮要略》注家认为消渴病一定要小便多，认为消渴病的主证是"善渴而多尿"，这种理解是不全面的。

　　至于病渴而又小便利多者，这不是消渴之病，而是《诸病源候论》、《备急千金要方》、《外台秘要》等书所记载的"随饮、小便是也"的"渴利"病证。

　　本篇所载"小便利"一病，除与消渴并现的肾气丸证之外，别无专文论述，这可能是本篇内容有所脱落之故。但是，绝对不能因此就把"小便利"中加一个"不"字，改为"小便不利"，也不能因此就认定"小便利"不是一个病。《诸病源候论》一书中载有"内消候"和"小便利多候"，前者说："内消病者，不渴而小便多是也"，后者说："小便利多者，由膀胱虚寒……不能温其脏，故小便白而多"，等等，这充分证明了"小便利"一病的确实存在。

本篇所载"淋病"包括"小便不利"，"小便不利"也包括"淋病"。篇中第八节至第十二节的排列及其内容的论述，清楚地表明了这一点。特别是第十二节，更有力地说明着篇中淋病和小便不利的关系。第十二节说："小便不利者蒲灰散主之，滑石白鱼散、茯苓戎盐汤并主之。"本节证状只说"小便不利"，其方却可以治"淋病"，《神农本草经》载滑石"主癃闭，利小便"，发"主五癃，关格不通，利小便水道"，这就说明了本篇"淋病"和"小便不利"的密切关系，足为本篇"淋病"包括"小便不利"，"小便不利"包括"淋病"的有力证明；另外，《中国医学大辞典》也改本节各方和栝蒌瞿麦丸等方于淋病条下。因此，说本篇淋病有论无方是无根据的。

在祖国医学古典著作里，"淋"又作"癃"。"淋"字和"癃"字，在古代是同声通用的，《黄帝内经》和《神农本草经》用"癃"多而用"淋"少，至后汉张仲景的著作——《伤寒论》和《金匮要略》尽用"淋"而未用"癃"，这可能是汉代因避汉殇帝名"隆"的所谓"御讳"所使然。《神农本草经》说：贝母主淋沥邪气（见卷二），白鲜主淋沥（见卷二），车前子主气癃

（见卷一），斑蝥破石癃（见卷三），马刀破石淋（见卷三），石胆主石淋（见卷一），石龙子主五癃邪结破石淋（见卷二），桑螵蛸通五淋（见卷一），冬葵子主五癃（见卷一），燕屎破五癃（见卷二），豚卵主五癃（见卷三），贝子主五癃（见卷三），瞿麦主关格诸癃结（见卷二），发髲主五癃关格不通（见卷一），石苇主五癃闭不通（见卷二），滑石主癃闭（见卷一），石龙刍主淋闭（见卷一）；《黄帝内经》说："有癃者，一日数十溲"（见《素问·奇病论》），"膀胱不利为癃"（见《素问·宣明五气篇》），"胞移热于膀胱，则癃溺血"（见《素问·气厥论》），"三焦者……入络膀胱，约下焦，实则闭癃"（见《灵枢·本输篇》），"是主肝所生病者…闭癃"（见《灵枢·经脉篇》），"涸流之纪……其病癃闭"（见《素问·五常政大论》），"民病……癃闭"（见《素问·六元正纪大论》），"……小便黄赤，甚则淋"（见《素问·六元正纪大论》），"热至则……淋闷之病生矣"（见《素问·六元正纪大论》），《金匮要略》说："热在下焦者，则尿血，亦令淋秘不通"（见《五藏风寒积聚病篇第十九》），"淋之为病，小便如粟状……"（见本篇第八节）。这些就是"淋"、"癃"二字在古医书上互用的明证。从《金匮要略·呕吐哕下利病脉证治》篇的"下利"包括连续大便而排出胶粘物的所谓"痢疾"和连续大便而排出水样便的所谓"泻泄"来看，本篇的"淋病"，包括"小便不通"和"小便涩痛"以及"小便不畅"等，也是一种自然的现象。有些《金匮要略》注家硬说本篇淋病"有论无方"，硬把本篇题中"小便利"的"利"字上面加个"不"字改为"小便不利"，而把"小便不利"和"淋病"对立起来，抹煞"小便利"一病的存在，这是非常不恰当的。

马克思主义认为，研究任何一个东西或者任何一件事情，都必须按照它自己的本来面貌去认识它，不能用也不应该用任何主观意图去掩盖它或者改变它的真正面貌。当然，研读古书也必须是这样。

一 点 商 榷

《湖北中医杂志》1981 年第三期所载"《金匮要略》断句一则"之文，指出了《金匮要略·腹满寒疝宿食病脉证治》中第十七条"寒疝绕脐痛，若发则白汗出"的"白汗"如释之为"冷汗"则欠妥，这是有一定道理的。因为此条所述寒疝痛甚而致"汗出"的"汗"虽然可能是"冷汗"，但"白汗"一词的本身意义并不是冷汗。然而，该文作者说"……再看其它中医典籍，亦只有'汗出'、'绝汗'、'劳汗'、'自汗'或单写'汗'字者，未曾出现'白汗'一词"，主张将"若发则白汗出"一句的读法改为"若发则白，汗出"，这却是值得商榷的。

首先其文如改作"若发则白"，则其义是未足的，必须于"白"字上，或加一"面"字，或加一"色"字，或加上"面色"二字，始能使其文句之义足，《金匮要略》一书正是这样用文的。如其《脏腑经络先后病脉证》所载"色白者，亡血也"和"肝色青而反色白"，其《百合狐惑阴阳毒病证治》所载："其面目乍赤乍黑乍白"，其《血痹虚劳病脉证并治》所载"面色白，时目瞑兼衄"等等，均是如此。即如该文作者所引《灵枢·决气》和《素问·诊要经终论》之文，亦均于"白"上有一"色"字。可见，如其句只作"若发则白"，则于文即欠周而于义即嫌未足矣。然该文作者对其句作了"若发则白，汗出"这样的断句之后又接着解释说："……'白'者系指面色苍白；'汗出'则指冷汗出"。这是在"加字"以"足义"，似不是妥善的解经之法，我故未敢苟同！

至于说"再看其它中医典籍……未曾出现'白汗'一词"，这实在不合实际。"白汗"一词，在中医典籍里是有记载的，如《素问·经脉别论》所载："厥气留薄，发为白汗"，《备急千金要方》卷七第二所载"风湿相薄……白汗出而短气"等是其例。白汗，在《内经》一书里，又常写作"魄汗"，如《素问·生气通天论》说："魄汗未尽，形弱而气烁"，《素问·阴阳别论》说："魄汗未藏，四逆而起"，《素问·通评虚实论》说："魄汗不尽，胞气不足，治在经俞"，《素问·至真要大论》说："魄汗不藏，四逆而起"，等等。这些所谓"魄汗"者，均是说的"白汗"，盖古时"魄"、"白"二字可通也。

考"白汗"一词，不仅每见于我国古代医学典籍里，而且在我国其他古代典籍中也是常被使用的。《淮南子·修务训》说："掣一石之尊，则白汗交流"，《论衡·主毒篇》说："孔子见阳虎，却行，白汗交流"，《战国策·楚策》说："蹄申膝折，尾湛胕溃，漉汁洒地，白汗交流"。鲍彪注："白汗，不缘暑而汗也。"根据祖国医学的观点，"暑则皮肤缓而腠理开"（见《灵枢·岁露论》），人身当出汗。其不缘暑而汗出，必因他故相迫使然，所以称其"汗"为"白汗"。是所谓"白汗"者，犹言其为"迫汗"也，他故迫然而致其汗出也。本条所述寒疝之"大乌头煎证"，乃寒实内盛而非暑热，其"汗出"乃痛甚所致，宜其称之谓"白汗出"也。

《淮南子·精神训》说:"盐汗交流,喘息薄喉",许慎注:"白汗咸如盐,故称盐汗"。是"白汗"古时又称为"盐汗"也。

据上所述,"白汗"乃我国古代典籍里的一个常用之词,而《金匮要略·腹满寒疝宿食病脉证治》中第十七条之文,如读为"若发则白,汗出",其"汗出"之义固可通,但"若发则白"之文实未足义,所以我的意见,还是按照历代注家的读法,读作"若发则白汗出"为句,似更恰当些,不知吴、陈二同志以为然否?

一点商榷

《伤寒论》句读一则

《伤寒论·辨太阳病脉证并治》说："衄家，不可发汗。汗出，必额上陷脉紧急，直视不能眴，不得眠。"本条亦见于《金匮要略·惊悸吐衄下血胸满瘀血病脉证治第十六》中，惟其文少一"发"字，义则全同。一些《伤寒论》注家对此条之文，往往于"陷"字断句，读为"必额上陷"，而"脉紧急"三字则为另一句。如此，则其证即为"额部陷塌"而"寸口脉紧急"矣。然验之临床，衄家发汗后，阴重伤而邪独盛，引起寸口之脉紧急固属可有，但导致额部陷塌者则未之见，亦未之闻也。据此，其于"陷"字断句实有未当，似以读"必额上陷脉紧急"为句较妥。句中"陷脉"二字为词，已早见于《黄帝内经》之书，如《灵枢·九针十二原》所谓"针陷脉则邪气出"、《素问·骨空论》所谓"䏶下陷脉灸之"等均是。所谓"陷脉"也者，乃指"骨䐃陷者之中脉"也，王冰注《素问·骨空论》"䏶下陷脉灸之"句所说"承筋穴也，在䏶中央陷者中"之文可证。《素问·骨空论》所谓"䏶下陷脉"，是指"䏶部陷者中脉"，本条所谓"额上陷脉"，自当是指"额部陷者中脉"无疑。其"额上陷者中脉"何在？《素问·三部九候论》所谓"上部天，两额之动脉也"的"两额动脉"是也。"两额"者，"额角"也。《素问·刺疟论》说："先头痛及重者，先刺头上及两额两眉间出血"，王冰注："两额，谓悬颅"，《甲乙经》卷三第十则说："悬颅，在曲周颞颥中"，正所谓"头角"之部。古代"额"可概"角"而"角"亦称"额"，故常"额"、"角"连用。《释名·释形体》说："角者，生于额角也"；《灵枢·经筋》说："足少阳之筋……循耳后，上额角"；《甲乙经》卷三第一说："头维，在额角发际侠本神两旁各一寸五分"；《素问·缪刺论》说："此五络皆会于耳中，上络左角"，王冰注："此五络皆会于耳中而出络左额角也"；《汉书·诸侯王表》说："汉诸侯王厥角稽首"，应劭注："角者，额角也"，等等，均是"额"、"角"二字连用而为"额角"之词。《礼记·内则》说："男角女羁"，郑玄注："夹囟曰角"。角居于头囟两侧，故曰"两额"。额上陷脉，即两额角陷中之动脉，亦古人候脉部位之一，且临床所见邪实的急性发热病人，每有两额陷中动脉紧急而显呈于目视中者。

从我国古代对妊娠正常胎位的
认识谈到祖国医学的
护养胎孕

我国的文字，是我国古代劳动人民在长期的社会实践中逐渐创造出来的。我国文字的结构，在一定程度上，表达了我国古代对客观世界一些事物的认识。在我国文字学里，有着丰富的有关我国古代科学技术发展史的资料。对这些资料加以清理，以充实我们对我国古代科学技术发展史的研究，为实现四个现代化服务，这对于我们今天继承发扬祖国医学，无疑将起到一定的促进作用。这里我就从"化"、"育"、"毓"、"㜽"等字的结构，来探讨我国古代对妊娠正常胎位的认识。

1. 化：化字古作"匕"。匕即"倒人"字，《说文·匕部》说："匕，变也，从到（即"倒"字）人"，《吕氏春秋·贵直论·过理》说："剖孕妇而观其化"，高诱注："化，育也，视其胞里"。倒人在胞里变化着为"匕"，所以《说文解字注笺》说："《书·尧典》传：'乳化曰孳'，正义曰：'胎孕为化'，此匕之本义。"这就充分说明，"匕"即表示胎儿在胞里头位向下的正常形态。

2. 育：《说文·云部》说："育，养子使作善也，从云，肉声。"这里"养子"即"养胎"，其"育"字从"云"可证。盖"云"即"倒子"字。《古代疾病名候疏义·说文病疏》引胡吉宣说："育，养子也，从'倒子'之'云'。"是。胡吉宣只说"育，养子也"而无"使作善"三字，说明许慎加入"使作善"三字使"养胎"之义变成了"教养孩子"之义，是不妥当的。"育"从"倒子"，倒子而可养，明谓胎儿在胞里头位向下的形态。

3. 毓：毓即"育"字，《说文·云部》说："育毓或从每（母）"。"毓"字的结构似更表明了胎儿形象，是在母腹中头位向下而有点滴水液。《中国古代社会研究》第三篇第二章第一节引王国维说："毓从每（即'母'字），从㐬（即'倒子'）。"㐬"的下半作"儿"，儿即"水"字。倒子在水液上而受母养为"毓"，说明胎儿在胞里被羊水濡润而头部向下。

4. 㑆：《说文·歹部》说："㑆，胎败也"。㑆字从"歹"从"卖"，卖即"育"之假借字。"育歹"训"胎败"，则"育"即可训为"胎"。育字之义已见上述，而"㑆"字亦可为胎儿在胞里头位向下的佐证。

以上所引"化"、"育"、"毓"、"㑆"等四字的构成，论述了我国古代对妊娠正常胎位的认识。古人的这个正确认识，并非出于猜测的偶合，而是有着解剖实践的观察作为基础的。谁都知道，我国古代是重视解剖的，并进行过很多的解剖实验，《灵枢·经水》说："若夫八尺之士，皮肉在此，外可切循度量而得之，其死可解剖而视之。"鲧的尸体，就曾在羽山"副之以吴刀"而进行过解剖。古人对胎儿在胞里的形态的认识，则自然是对妊娠的剖腹观察而得到的。

这一点，在我国古代文献中是有不少记载的，如《越绝书·吴内传》说："刳妊妇"；《春秋繁露》卷四第六说："剔孕妇见其化"；《淮南子·本经训》说："剔孕妇"，许慎注："……解剔观其胞里"；《吕氏春秋·贵直论·过理》说："剖孕妇而观其化"，高诱注："化，育也，视其胞里"，等等。这里且不管其"剖孕妇"的用心为何，但它在客观上总是进行过对孕妇剖腹而观察了其胞里的胎儿化育。正因为古人观察过妊娠胞里的胎儿化育，才提出了胎儿在胞里头位向下的正确见解，才有"化"、"育"、"毓"、"㚛"等字的创造。后来由于长期封建社会的影响，医学上放弃了解剖实验，使我国古代的这个正确认识没有得到应有的发展，反而被湮没无闻，以致出现了"胎儿在胞里头向上、出生前要转头"的幼稚看法，并产生了对"横生"、"倒生"原因的错误解释（见《诸病源候论·妇人难产病诸候》），清代《达生篇》一书还把这种错误认识，作为妊娠临产时"睡、忍痛、慢临盆"等所谓"六字真言"的理论基础，从而取消了对孕妇进行胎前检查和纠正不正常胎位的必要性，取消了孕妇胎前检查和纠正不正常胎位方法发明的可能，阻碍了我国古代胎孕学的发展，实是我国医学发展史上的一件憾事。——当然，在妊娠临产中"横生"、"倒生"出现的时候，古人还是创造有很多治法的，尽管它丢掉了防止"横生"、"倒生"发生的机会。——现在我们在党的中医政策指引下，通过临床上采用"艾灸至阴穴"的方法纠正不正常胎位，以消除"横生"、"倒生"发生的可能，已取得了十分可贵的成果。

话再说回来，在祖国医学的发展过程中，我国古代医学家在通过解剖实验观察胞里胎儿化育的基础上，结合总结长期妇产科临床医疗实践的经验，详细记述了胎儿在胞里十月的逐月变化，《淮南子·精神训》说："一月而膏，二月而胅，三月而胎，四月而肌，五月而筋，六月而骨，七月而成，八月而动，九月而躁，十月而坐，形体以成，五脏乃形……"；《备急千金要方·妇人方上·养胎》说："妊娠一月始胚，二月始膏，三月始胞（此胞字，疑为"胎"字之误），四月形体成，五月能动，六月筋骨立，七月毛发生，八月脏腑具，九月谷气入胃，十月诸神备，日满即产矣。"此二者记述虽小异，但其主旨则是一致的，而且都阐明了胎儿在胞里逐月变化。根据《金匮要略·妇人妊娠病脉证治》所载"怀身七月，太阴当养不养"之文，早在后汉时代就按照胎儿在胞里逐月变化的情况，提出了孕妇脏腑经脉逐月养胎的理论，至北齐，徐之才创立了"逐月养胎方"，唐代，孙思邈又据之创立了妊娠各月伤胎的药治（详见《诸病源候论·妊娠病诸候上·妊娠候》和《备急千金要方·妇人方上·养胎》）。伟大的医学实践家张仲景总结了长期妇产科临床的实际经验，从妊娠疾病的各个具体情况出发，在胎孕学方面，创造性地发展和运用了辨证论治，提出了在妊娠期间因症痼害胎而六月动在脐上、前阴下血者，治以桂枝茯苓丸；因冲任下陷而前阴下血者，治以胶艾汤；因脏开风入而脉弦发热、其胎愈胀、腹痛恶寒、少腹如扇者，治以附子汤；因血虚湿聚而腹中疗痛、小便短少者，治以当归芍药散；因血虚热郁而小便难、饮食如故者，治以当归贝母苦参丸；因水气内聚而身重、小便不利、洒淅恶寒、起即头眩者，治以葵子茯苓散；因中虚寒饮上逆而呕吐不止者，治以干姜人参半夏丸，等等，祛病以护胎，使病去而胎自养，并根据孕妇"瘦而有火"和"肥白有寒"的脏气阴阳之异，分别出以"当归散"和"白术散"之方以养其胎，令其"常服"，使之临产时"即易产"而"胎无疾苦"。《金匮要略·妇人妊娠病脉证治》所载的这些内容，为祖国医学胎孕学的发展奠定了基础，一千七百多年来，一直指导了祖国医学胎孕学的临床实践，不仅是它的一些方剂为历代医学家在临床医疗中所乐用，而且它的医学理论和对胎孕疾病辨证施治的思想方法推动了祖国医学胎孕学的不断发展，保障了妊娠母子的健康。历代医药学家在张仲景的这个胎孕学知识的基础上，通过自己妇产科临床的医疗实践，不断总结经验，从而丰富了祖国医学胎孕学的内容，发展了祖国医学胎孕学的理论，使祖国医学胎孕学逐渐得到了充实和提高，形成了比较系统的"理法完整、方药全面"的胎孕学知识，为祖国医学胎孕学的发展、为维护妊娠母子的健康、为我国民族的蕃衍昌盛做出了贡献。祖国医学胎孕学的内容，也是琳琅满目，丰富多彩，在这里是录不胜录的，现在只例举录出"保胎无忧散"（又叫"保产无忧方"）一方及其主治作为殿后以为本文的结语。

保胎无忧散：妇人临产，先服三两剂，自然易生；或遇横生倒产，连日不生，服二、三剂神效。

当归一钱五分酒洗，川芎一钱五分，生黄蓍八分，荆芥穗八分，川贝母一钱去心净为末（不入煎，以药冲服），白芍药二钱酒炒（冬月用一钱），菟丝子一钱四分酒泡，厚朴七分姜汁炒，蕲艾叶七分醋炒，枳壳六分麸炒，川羌活五分，生甘草五分，老生姜三片。用清水二杯，煎至八分，空心温服。如虚极者，再加人参三、五分。

马王堆汉墓出土帛画《导引图》中"胅积"一病考

　　《文物》1975 年第六期发表了长沙马王堆三号汉墓出土的帛画《导引图》。其中第 12 图"引胅积"（积，原作"责"），作"一男子，著冠，低头，垂臂拱立，若步行状"。引胅积，即用导引的方法治疗"胅积"的疾病。胅积，为一古代病名，殆无疑义。然"胅积"的"胅"字，释文把它解释为"侧胸部"，解释为"胅胁"的"胅"，这是不恰当的。试问"若步行状"的导引方法与侧胸部郁积病的治疗有多大关系？

　　考：这里"胅"字，当读为"脚"。"胅"乃"脚"之省文。这个帛画《导引图》前面的帛书《却谷食气篇》所载"却谷"的"却"字省"卩"作"去"，这里"脚"字省"卩"作"胅"也就是很自然的事情了。其实，在古代，"脚"每省作"胅"，而"胅"作"脚"用并不是绝无仅有的，如《金匮要略·腹满寒疝宿食病脉证第十》说："必便难两胅疼痛"，《诸病源候论·大便病诸候·大便难候》及《外台秘要·淋并大小便难病门·大便难方》则均作"必大便难而脚痛"；马王堆汉墓出土医书说："足钜阳脉……北痛、要痛、尻痛、腨、胅痛、腨痛"，《灵枢·经脉》则作"项、背、腰、尻、腘、腨、脚皆痛"，《素问·气交变大论》所载"岁水不及"的病证也作"脚下痛"，可证。马王堆汉墓出土医书的释文，把"胅痛"一证读为"胅胁痛"即侧胸部痛，也同样是不对的。

杨倞注《荀子·正论篇》"捶笞膑脚"说："脚，古脚字"，《说文通训定声·豫部》说："脚，俗字作脚"，是"脚"字古作"脚"，"脚"乃"脚"的俗体字，二字本同，故《玉篇·肉部》说："胭，曲脚也"，而杨荀注《倞子·富国篇》"诎要桡胭"说："胭，曲脚中"，则"脚"作"脚"。马王堆汉墓出土医书所载"足泰阳脉……出于胳……胳繺"、"足少阴脉……入胳"等的"胳"字，释文把它解释为"脚"，是"脚"字省"卩"作"胳"，则"脚"字亦自然可以省"卩"作"胅"了。

这里"胅"字，既然是读"脚"字，然"脚"是指人体的某一部位也须弄清，才能有益于正确发挥这一导引方法的治疗作用。

《玉篇·肉部》说："脚，足也；脚，胫也。"是"脚"字本有二义：一指足部，如上述《灵枢·经脉》所谓"……脚皆痛"和《素问·气交变大论》所谓"脚下痛"者是；二指整个下肢，如上述《金匮要略·腹满寒疝宿食病脉证》所谓"必便难两胅疼痛"者是。脚指足部，是日常生活中的常识，较易理解；而脚指整个下肢，尚有待于阐述清楚。

1. 颜师古注《汉书·高五王传》"股战而栗"说："股，脚也"，许慎注《淮南子·地形训》"有修股民"、"奇股民"并说："股，脚也"。

2. 《韩非子·难言》："孙子膑脚于魏"，《荀子·正论篇》："捶笞膑脚"，杨倞注说："膑脚，谓刖其膝骨也"。

3. 《素问·骨空论》："膝痛，痛及拇指，治其胭"，王冰注说："腘，谓膝解之后、曲脚之中委中穴"。

4.《广雅·释亲》："脚，胫也"，王念孙疏证说："凡对文膝以上为股，膝以下为胫"。

从上面所引之文可以看到，脚是整个下肢的总称，膝以上的股称为"脚"，膝以下的胫称为"脚"，膝盖也称为"脚"，腘窝则也称为"曲脚"。是脚指整个下肢，殆即今之所谓"腿"也。

《释名·释形体》说："脚，却也，以其坐时却在后也"，段玉裁注《说文·肉部》说："脚之言却也"。是脚以左侧"肉"字偏旁归属"肉"类，以右侧"却"或"卻"字为义。"却"有"退"义，"卻"、"退"二字古互训，如颜师古注《汉书·谷永杜邺传》"绝卻不享之义"句说："卻，退也"，而《玉篇·辵部》说："退，却也"是其例。"却"、"退"二字互训，"脚"、"腿"二字也同义，故《玉篇·肉部》说："腿，胫也。"惟"脚"字另有"足"字义耳。

脚指下肢，古或写作"胅"。这里"胅积"之病，就是"脚积"。惟其"积"在于"脚"，故其图作"若步行状"，用特殊方式行步的导引方法加强脚部锻炼以治疗其所谓"胅积"之病。

"脚积"一词虽不见于现存古书，但其医学内容则早有记载，如《吕氏春秋·季春纪·尽数》说："形不动则精不流，精不流则气郁，郁处头则为肿为风，处耳则为挶为聋，处目则为眲为盲，处鼻则为鼽为窒，处腹则为张为疛，处足则为痿为蹶"。郁，原作"郁"，《广雅·释诂》王念孙疏证说："郁与菀通"。《素问·疏五过论》："五脏菀熟"，王冰说："菀，积也"。是"郁"有"积"义。气郁，即"气积"。据上引《吕氏春秋》

之文看，精气不流可以郁积在人体的任何一个部位，当然也就可以郁积在人体下肢而形成所谓"胅积"之病，或者《吕氏春秋》所谓"郁……处足则为痿为蹶"就是这个"胅积"的疾病。这病是由于人体精气郁积不流听使然，故用"若步行状"的导引方法使下肢适当运动，以促进下肢精气的正常流通而愈病。

"侍赢"疏

马王堆汉墓出土竹简《养生方》第二卷说:"几已内脊,毋疃,翕气,印下之,静身温之,曰侍赢。"

按:此文"侍赢"一词之义,今有释谓"侍——《吕览异用》'养也','以养疾侍老也',《尔雅·释诂》'或作使也'。赢——即盈,《广雅释义》'余也'。"如此,则此文"侍赢"之义,即为"养余"。然"养余"实为不词,其释恐非是。

考:此文"侍赢",上文作"寺赢"。"侍"、"寺",均为"持"字之假借。《说文·人部》说:"侍,承也,从人,寺声",又《说文·手部》说:"持,握也,从手,寺声"。"侍"、"持"二字惧谐"寺"声,例得通假。《周礼·天官冢宰》说:"寺人,王之正内五人",郑玄注:"寺之言侍也"。彼"寺"训"侍"义,此"寺赢"之"寺"则为"持"字之借。"寺"、"侍"、"持"三字古可通用。是"寺赢"、"侍赢",均谓"持赢"也。

赢,与"盈"通,《尔雅·释诂下》说:"溢,盈也",郝懿行义疏:"盈之言赢也";《素问·六节藏象论篇第九》说:"关格之脉赢",林亿等人新校正:"古文'赢'与'盈'通用",是其证。"赢"、"盈"古可通用,故"持赢"诸书通作"持盈",如《越绝书·吴内传》说:"天贵持盈",《国语·吴语》说:"能用援持盈以没"，《国语·越语下》说："夫国家之事有持盈"，《淮南子·原道训》说："处危而不机，持盈而不倾"，等等皆是。本《养生方》第二卷此文下亦有"八曰持盈"之语。

《说文·皿部》说："盈，满器也"，《广雅·释诂上》说："盈，满也"，《国语·周语上》说："阳瘅愤盈"，韦昭注亦谓"盈，满也"。是"盈"之义可训"满"，故"持盈"亦作"持满"，如《素问·上古天真论篇第一》说："不知持满"，《后汉书·申屠刚鲍永郅恽列传》说："持满之戒，老氏所慎"，《孔子家语·三恕》说："敢问持满有道乎？"《淮南子·氾论训》说："周公可谓能持满矣"，《管子·形势》说："持满者与天，安危者与人"，等等。

《说文·水部》说："满，盈溢也"，《广韵·上声·二十四缓》说："满，莫旱切，盈也"。"满"、"盈"二字可互训，而"盈"与"赢"通；其"持"、"侍"、"寺"三字古可通用，故"寺赢"、"侍赢"、"持盈"、"持满"，并字异而义同。

《越绝书·吴内传》说："天贵持盈。持盈者，言不失阴阳日月星辰之纲纪也"，此言天道贵正常运行而不失其所。房玄龄注《管子·形势》说："能持满者，能与天合"，此言人道贵守盈不失而合于天道。此文所谓"侍赢"之义，全同于《素问·上古天真论篇第一》中所谓"持满"，皆指男女交合当守持盈满而不能过为。如此而已，岂有他哉！

读史小识

　　《史记·扁鹊仓公列传》说："至今天下言脉者，由扁鹊也。"司马迁在这里高度赞扬了扁鹊在诊法上的成就。众所周知，扁鹊是善于切脉法的，然从其本传所载的内容看，扁鹊似已掌握了望、闻、问、切等四诊，而尤精于望诊，能"尽见五藏症结"，具有了今人所谓"透视"的水平，从而表明了这里的"脉"字当训为"诊"，乃泛指望、闻、问、切等各种诊法，非独指切脉法也。有谓扁鹊擅长于切脉法者，只是对此文之误解耳！

　　《素问·脉要精微论》说："夫脉者，血之府也"。脉为人体的经脉。经脉的变动，即为人体的疾病。人体有病，可参合在人体脉动部以手循按审察经脉的变动情况而诊断之。这种以手循按而审察经脉的变动，叫做"切脉"。切脉，又叫"切诊"，又叫"脉诊"，也叫"切脉诊"，是祖国医学的重要诊法之一，为一种不可缺少的诊法。因为"切脉"是一种诊法，故其"脉"字之义可引伸而为"诊"。

　　"脉"字之义训为"诊"，其于字书上虽无据，然在古代医学典籍里却是屡见不鲜的，如《素问·金匮真言论》说："……故（冬）藏于精者，春不病温；夏暑汗不出者，秋成风疟，此平人脉法也。"此处未及脉象而说"此平人脉法也"。是此"脉法"即为"诊法"

也，再如《素问·经脉别论》说："黄帝问曰：人之居处动静勇怯，脉亦为之变乎？歧伯对曰：凡人之惊恐恚劳动静皆为变也。是以夜行则喘出于肾……当是之时，勇者气行则已，怯者则著而为病也，故曰诊病之道，观人勇怯骨肉皮肤，能知其情，以为诊法也。"此处黄帝问以"脉"之是否"为之变"，歧伯对以"喘"之所"出"而未及脉象，且一则曰"诊病之道"，再则曰"以为诊法也"，是此"脉"字即为"诊"义也；又如《素问·示从容论》说："臣请诵《脉经上下篇》甚众多矣，别异比类……明引比类从容，是以名曰《诊经》》"（经，原误为"轻"，今据新校正引《太素》文改）。此处前者曰《脉经》，后者曰《诊经》，是"脉"字之义即为"诊"矣。还有《素问·金匮真言论》所谓"故善为脉者，谨察五藏六府一逆一从，阴阳表里雌雄之纪"者，即"故善为诊者，谨察五藏六府一逆一从，阴阳表里雌雄之纪"也；《素问·疏五过论》所谓"善为脉者，必以比类奇恒从容知之"者，即"善为诊者，必以比类奇恒从容知之"也；《金匮要略·肺痿肺痈咳嗽上气病脉证治》所谓"病咳逆，脉之何以知此为肺痈，当有脓血"者，即"病咳逆，诊之何以知此为肺痈，当有脓血"也；《金匮要略·水气病脉证并治》所谓"病者苦水，面目身体四肢皆肿，小便不利，脉之不言水，反言胸中痛，"者，即"病者苦水，面目身体四肢皆肿，小便不利，诊之不言水，反言胸中痛，"也，等等。这些都表明了"脉"字可作"诊"用，无怪乎司马迁在为扁鹊立传时，于此将"诊"字写作"脉"了。

其实，"脉"字之义训为"诊"，不仅在古文献中屡用，而且在人民群众生活的语言里也在用，例如现在有些地方称医者的"诊法高明"，犹谓之为"脉技好"。这就是"脉"字这种用法的体现。

28